妇产科临床护理的应用研究

王玉洁　颜蕴萍　杨晓燕　主编

汕頭大學出版社

图书在版编目（CIP）数据

妇产科临床护理的应用研究 / 王玉洁，颜蕴萍，杨
晓燕主编 . –– 汕头：汕头大学出版社，2018.8
　　ISBN 978-7-5658-2905-5

　　Ⅰ . ①妇… Ⅱ . ①王… ②颜… ③杨… Ⅲ . ①妇产科
学－护理学 Ⅳ . ① R473.71

中国版本图书馆 CIP 数据核字 (2018) 第 202272 号

妇产科临床护理的应用研究
FUCHANKE LINCHUANG HULI DE YINGYONG YANJIU

主　　编：王玉洁　颜蕴萍　杨晓燕
责任编辑：宋倩倩
责任技编：黄东生
封面设计：黄伟娟
出版发行：汕头大学出版社
　　　　　广东省汕头市大学路 243 号汕头大学校园内　　邮政编码：515063
电　　话：0754-82904613
印　　刷：廊坊市国彩印刷有限公司
开　　本：710mm×1000 mm　1/16
印　　张：10.5
字　　数：150 千字
版　　次：2018 年 8 月第 1 版
印　　次：2019 年 1 月第 1 次印刷
定　　价：52.00 元
ISBN 978-7-5658-2905-5

编委会

前　言

护理是医学的一个重要分支。在通往健康的道路上，无论是个人还是家庭，患者还是健康者，均有可能接触到医学护理，通过这一"生命驿站"将健康之光代代延续。随着妇产科和护理学科的发展和医学模式的变化，妇产科护士的人员结构和工作性质也随之发生彻底的改变。

护理是一个旨在促进人类健康的职业。在进行护理活动时，应根据护理对象的不同情况，满足护理人员的要求。

为适应现代护理学发展的需要，妇产科临床护理坚持以护理程序为框架，在强化妇产科专科护理知识的同时，努力体现创新思想，构建符合时代发展需求、科学合理的知识结构体系，特别注重培养妇产科从业人员的综合素质和创新能力，加强从业人员的实践能力和职业行为规范的培养，使妇产科从业人员的知识结构与临床护理需求相适应，在临床实践中能正确应用护理程序科学管理病人，促进整体化护理工作的开展，从单纯的"护理疾病"发展为"保障人类健康"，为生命各阶段不同健康状况的妇女提供全方位的优质护理服务。

鉴于此，作者撰写了《妇产科临床护理的应用研究》一书。本书的内容共有六章。第一章阐述了妇产科护理的相关概念、妇产科护士应具备的素质与角色功能、妇产科护理实践中的伦理认知。第二章阐述了女性生殖系统解剖与生理认知。第三章阐述了妊娠期母体的变化、分娩的准备工作以及正常妊娠孕妇的护理。第四章阐述了决定分娩的因素、正常分娩妇女的护理以及分娩期焦虑与疼痛的护理。第五章阐述了产褥期妇女的护理以及正常新生儿的护理。第六章阐述了异常妊娠孕妇以及妊娠合并症孕产妇的护理。

本书以职业活动为导向，突出能力目标；以妇产科典型工作情境为载体，强化妇产科职业能力实训。本书致力于在概念梳理的同时，注重实践能力培养的同步发展，进而体现妇产科护理方面的最新技术，保持本著作的先进性与领先性。

作者在撰写本书的过程中，借鉴了许多前人的研究成果，在此表示衷心的感谢！由于作者能力有限，书中难免会出现疏漏或不足之处，恳请各位专家及读者批评指正。

作者

2018 年 2 月

目　录

第一章　导论

近年来我国经济水平不断提高，医疗事业不断得到完善，医疗技术有了显著提升，相应的医疗护理工作也需要不断升级，尤其是妇产科的护理工作历来受到广泛的社会关注和重视。妇产科护理工作具有高风险、高责任的特征。本章将重点阐述妇产科护理的概念梳理、妇产科护士应具备的素质以及妇产科护理实践中的伦理认知。

第一节　妇产科护理的概念梳理

一、妇女一生各期生理特点与健康问题

女性从出生到衰老，是一个渐进的过程，我们可以将其分为新生儿期、儿童期、青春期、性成熟期、绝经过渡期和绝经后期。随着年龄的不同，其所产生的健康问题亦不尽相同。通常妇女寻求妇产科医护帮助，是因为遭遇生殖系统异常，如月经、妊娠、分娩、更年期不适等困扰。常见的问题多为阴道出血、白带异常、下腹疼痛或腹部包块等。

（1）新生儿期与儿童期。胎儿出生后 4 周内称为新生儿期。由于胎儿在子宫内受到母体雌激素的影响，出生后可有乳房肿大，女婴甚至出现阴道少量流血现象。一般数日内消失，无须特殊处理。

新生儿期以后至 12 岁的阶段为儿童期。其中 4 周至 1 岁前为婴儿期，1 岁至 3 岁为幼儿期，3 ~ 7 岁前为学龄前期，7 ~ 12 岁为学龄期。幼儿期身体发育较快，但生殖器发育很慢。从 10 岁左右起，卵巢中有少数卵泡发育，并分泌少量雌激素，但不排卵，乳房和生殖器开始发育。此期可能出现阴阜炎、先天性异常、性发育不明或受退奶药的影响等问题。

（2）青春期。月经初潮至生殖器官发育成熟的时期为青春期，一般在 13 ~ 18 岁之间，世界卫生组织（WHO）规定青春期为 10 ~ 19 岁。青春期的女性身体

迅速发育，卵巢内卵泡逐渐发育成熟并排卵，生殖器官由幼稚型发育为成人型。女性第二性征出现，如音调变高，乳房丰满，肩、胸、髋部的皮下脂肪增多，开始长阴毛、腋毛。月经初潮是进入青春期的标志，但此期月经多数为无排卵月经。

青春期女孩可能有痛经、月经紊乱、避孕与怀孕问题、性病感染与生殖道炎症等健康烦恼，并且往往伴有思想情绪和心理状态不稳定，家庭成员和社会各方面应多加关心、帮助和指导。

（3）性成熟期。性成熟期亦称生育期，从18岁左右开始，可延续30年。此期表现为周期性的排卵与来月经，有生育能力，是女性生殖器官功能旺盛的时期。此期是女性一生中最长的时期，也是生育的高峰期，应做好计划生育工作；此期又是女性工作、学习压力比较大和生殖系统容易出现健康问题的时期，如妊娠与分娩问题、生殖泌尿系统感染、生殖器官和乳房肿瘤、性关系与性问题、避孕等。因此，性成熟期的保健尤为重要。

（4）绝经过渡期。指开始出现月经紊乱至最后一次月经的时期，是妇女绝经前后卵巢功能逐渐减退直至完全衰竭的过渡时期。大约从40岁开始，历时短者为1~2年，长者为10~20年。突出表现为月经紊乱和绝经。有约20%的妇女，因不能适应卵巢功能的急剧衰退，而出现血管舒缩障碍和神经精神症状，表现为阵发性潮热、烦躁、骨质疏松等，称为围绝经期综合征，还可能出现生殖器官及乳房肿瘤。

（5）绝经后期。一般在60岁以后，是生殖系统和机体逐渐衰老的时期。此期月经已经停止，生殖器官萎缩，阴道上皮抵抗力低下，容易发生老年性阴道炎。还可能出现肥胖、血压升高、糖尿病或骨质疏松等代谢失调征象。如发生绝经后阴道出血，要警惕生殖系统肿瘤疾病。

二、妇产科护理学的历史与发展

在近代以前，护理一直是医学领域不可或缺的一部分。随着社会的发展和医疗实践的发展，为了满足人类健康和临床医学的需要，护理逐渐发展成为医学领域的一门独立学科。作为护理学的一个分支学科，妇产科护理学已逐步形成独立的护理专业，其护理理论和护理模式体现了现代妇产科护理发展的新趋势。

（一）早期的妇产科护理

妇产科护理最早源于产科。人类自有繁衍以来，就有专人参与照顾妇女的生育过程，他们一般是产妇的家人或宗教及神学人员，他们照顾产妇的经验形成了集医、药、护为一身的原始产科医生，这就是早期的产科学及产科护理学的雏形。大约在公元前1500年，古埃及Ebers就有关于妇产科学的专著，描述了分娩、流产、月经及一些妇科病的处理方法。至公元前460年，古希腊著名"医学之父"希波克拉底，在他的医学巨著中记录了阴道检查和妇科疾病的治疗经验及他反对堕胎的誓言。1576年，P.Franco创立了三叶产钳助产术；1625年后，H.Van Roonhyze著有《现代妇科和产科学》，记录了为子宫破裂和宫外孕者实施的剖宫产术和剖腹探查术。此后，剖腹探查术开始兴起。随着无菌手术概念和麻醉学的创立，妇产科学和外科学的发展达到了新的阶段。

祖国医学发展历史悠久。公元前1300—前1200年间，甲骨文上就有王妃分娩时染疾的记载。2000多年前的中医古典巨著《内经》里有对女子成长、发育、月经疾患、妊娠诊断及相关疾病的诊治认识。在晋朝至隋朝，太医令王叔和、巢元方所著《脉经》和《诸病源候论》里也有不少关于妇科疾病、产科疾病的病因和诊断的描述。唐代妇产科专家孙思邈在《千金要方》的《妇人方》中描述有妊娠、胎产、调经和妇科杂病。宋朝和清朝医学家都有对妇产科临床及护理的论述。

（二）现代的妇产科护理学

随着社会的进步和医学的发展，妇女生育逐渐摆脱了宗教和神学的阴影，妇女在患病、生育时开始求助于专业人员或专业机构，分娩的场所也从家庭转向医院，对参与产科照顾人员的结构和学识有了更高的要求，即需要一批受过专业训练和具备产科技能的护理人员；随着妇产科医学的发展，如围生医学的兴起、围生监护技术的应用、产前诊断技术的提供、助孕技术（试管婴儿）的发明及妇科内分泌学的完善，为妇产科护理学的发展提供了有利条件。

1860年，南丁格尔在英国圣托马斯医院创建了世界上第一所正规护士学校，着手助产士及济贫院护士的培训工作。它的出现标志着现代护理学的诞生。南丁格尔是现代护理教育的奠基人，现代护理学的创始人，也是现代妇产科护理学的创始人。

（三）当代妇产科护理发展的趋势

妇产科护理学与护理学发展趋势一致，也经历了"以疾病为中心的护理"向"以病人为中心的护理"的变革，并向"以整体人的健康为中心的护理"目标进军。随着世界卫生组织提出"2000年人人享有卫生保健"的战略目标的实施，护士的角色功能进一步扩展，护士的工作场所逐渐由医院扩大到家庭、社区，工作内容也从传统、机械、被动地执行医嘱，扩大到提供整体化护理。

国内现代妇产科护理学也处于迅速发展的过程中，正逐渐与世界妇产科护理学接轨。"以家庭为中心的产科护理"，代表了当代产科护理发展趋势的护理理念，在我国也逐渐被广泛接受并付诸实践，如温馨待产、母婴同室、母乳喂养等就是现代妇产科护理理念的具体表现。妇科护理和产科护理具有共同的基础，也存在对家庭成员、治疗环境和出院指导等相似问题。

展望 21 世纪的临床护理事业，妇产科护理将出现如下发展趋势。

（1）护理教育事业将得到极大的发展。为了适应临床医学发展对护理工作提出的新要求，21 世纪的护理人才必须具备多元化的护理知识和技能，因此让临床护理人员获取知识和更新知识将是护理教育专家的重要职责，护理教育事业将得到极大的发展。

（2）社区护理将成为临床护理的重要内容。随着社会的进步，人民生活水平的提高，慢性疾病、老年病、不良行为和相关疾病不断增多，人们对社区护理、家庭护理的需求也逐渐增多，临床护士将走出医院深入到社区、家庭开展护理工作。

（3）护理学研究将在我国进一步深入开展。护理研究是护理学发展的动力，只有充分应用科学研究成果才能建立和发展护理学科的理论体系，丰富护理学科的知识和技能，提高护理服务质量和学术水平。因此护理科研工作将会在我国各医疗、卫生、教学机构中蓬勃开展。

（4）护理质量控制将成为重要的研究课题。随着临床护理工作独立性、自主性的日益增加，临床护士将承担更大的责任和更重的压力。要保持高水平的护理质量，必须有统一的护理质量评估标准，并有相应的、完整的质量控制体系。因此制定一套应用范围广、切实可行的统一的护理质量标准和评估、控制体系，已成为我国护理管理人员在新世纪亟须解决的重要课题。

三、现代妇产科护理学的主要内容

（一）妇产科护理学的定义

妇产科护理学是诊断和处理女性特有存在的或潜在的健康问题的一门科学，是一门重要的护理专业，亦是现代护理学的重要组成部分。它主要研究妇女在妊娠、分娩、产褥期及非妊娠状态下和计划生育中的生理、病理、心理、社会等方面的反应，并对其进行护理评估、护理诊断，制定护理措施，最终达到护理目标。新的医学模式将人看作是生理、心理、社会、文化和精神的统一体，整体观念要求临床实施"以病人为中心，以护理程序为核心的系统化整体护理"。

（二）妇产科护理学的研究对象及内容

妇产科护理学的研究对象包括生殖各阶段不同健康状况的女性，以及相关的家庭成员和社会成员。本研究内容包括女性生殖系统与护理基础知识，正常妊娠、分娩与产褥期妇女的护理，异常妊娠、分娩与产褥期妇女的护理，新生儿的护理，妇科病人的护理及计划生育的护理与妇女保健等。其研究目的是使学习者根据妇女的生理、心理、社会特点，运用新的护理理论和已学到的妇产科基本知识，学会对孕产妇、妇科病患者、胎儿及新生儿进行整体护理，并具备初步对母婴保健、计划生育指导和妇女健康等方面的教育能力。

妇产科护理学的目的在于通过系统研究，使学习者掌握妇产科护理学的基本理论知识和操作技术，发挥护理特有职能，运用这些知识、技术来诊断并处理女性现存的和潜在的健康问题，运用护理程序为妇女实施整体护理，提供减轻痛苦、促进康复、保持健康的服务，帮助护理对象尽快获得生活自理能力，为健康女性提供自我保健知识、预防疾病并维持健康状态。

（三）妇产科护理程序

妇产科护理程序是以恢复或增进妇女、孕产妇及胎儿、新生儿的健康为目标，根据她们的具体情况，提供全面、整体、连贯、系统的护理过程。护理程序包括护理评估、护理诊断、护理计划、护理措施及实施、护理评价五个步骤，它们相互作用，彼此依赖，不可分割。

妇产科护理程序是护理妇女、孕产妇、胎儿、新生儿的基本方法，它能指导护士运用系统和整体的科学观念去观察、分析和解决妇女现存的或潜在的健康问题，从而促进服务对象的健康水平。

（1）护理评估。护理评估是护理程序的第一阶段，主要活动是根据妇女在非妊娠期、妊娠期、分娩期、产褥期的生理、心理、社会变化，以及胎儿及新生儿的个体情况，采取不同的方式，系统地、有目的地收集、分析、整理她们的健康资料。收集资料的主要方法有观察、交谈、查阅病案及文献资料、体格检查等。

（2）护理诊断。护理诊断是针对生殖各阶段不同健康状况的女性，以及相关的家庭成员和社会成员对现存的或潜在的健康问题以及生命过程问题的反应所下的临床判断。它是在评估的基础上对所收集的资料进行分析，从而确定女性所存在的健康问题并进行护理诊断的过程。

（3）护理计划。护理计划是针对护理问题制订完整的整体护理计划（拟采取各种措施），是护理行为的指南。它的主要工作内容有设定优先次序、确定护理目标、制订计划并将计划成文。

（4）护理措施及实施。将护理计划的各项措施落实于孕产妇、妇科病患者、胎儿及新生儿的护理工作中。护理措施包括组织计划的进行、书写护理记录和继续评估。

（5）护理评价。护理评价是将护理后的结果与原定的护理计划中的目标相对比的过程。通过评价可以发现护理中存在的问题，并对问题进行分析，找出原因，及时修改或停止计划，或继续执行原定计划，以达到解决护理对象健康问题的根本目的。虽然护理评价是护理程序的最后一个步骤，但实际上护理评价贯穿在护理程序的每一个步骤中。

四、现代妇产科护理的角色

随着医学科学的发展，人们健康意识的进步，妇产科护理人员的队伍及其护理对象范围也在不断扩大，除了保护妇女的健康外，还要顾及胎儿、新生儿，甚至家中的其他所有成员。护理人员的角色已从单一的照顾者发展为信息提供者和代言人、角色示范者和技术员、管理员和教育者等。护理场所，除了门诊、病房、产房及保健中心外，甚至将服务提供到社区或患者家庭中。护理方式，除了临床护理外，还需要提供心理咨询和健康教育。

（1）照顾者。妇产科护理人员承担了多种角色，其中照顾者的角色是最基本的。他们给予病人身体各方面的照顾、情绪的支持以及协助他们做决策。建立良好的护患关系，提供整体化和人性化的护理，使病人感到温馨，对战胜疾病充满信心。

（2）信息提供者。信息提供者是指提供相关的信息，告之孕产妇和病人可以提供选择的相关信息，并对其决策给予支持。完整的信息是正确决策的必要条件，因此信息的提供必须是确切的、相关的、完整的。需要提供的信息包括：疾病对病人或家属的健康及生活形态的可能转变与影响；目前的诊断及治疗方式；临床检查与治疗过程；病人及家属可能面对的危险。

（3）代言人。在医疗技术变化日益复杂的今日，护理人员有时要承担一个代言人的角色，一个介于病人与其他医护人员与机构之间的角色。要扮演一个孕产妇和病人的优秀代言人，就要耐心仔细地倾听病人的诉说。妇产科病人及家属在做决策前应对病人的身体状况和治疗过程有充分的了解，并可对选择的诊治和护理方案有全部的知情。代言人勿将自己的价值观及信念加在病人和家属身上，要确信无论病人和家属的社会地位、经济能力、种族、教育程度的差异如何，均有权对病情获得充分的知情，并保证病人和家属充分的决策权。

为减少信息对病人及家属需求的冲击，代言人在提供信息前应先评估病人与家属对健康问题已有的认知程度、对信息的接受度、反应度和决策力，对信息的需求范围以及对未来的健康目标。同时，代言人必须对目前最新的医学知识有一定的了解，对当前的医学和护理研究发展方向亦应有所了解，才能提供正确和前沿的医疗信息。

（4）角色示范者。在扮演专业角色示范者之前，护理人员必须从传统护理理念、护理模式的束缚中解放出来。比如面对医生，护士不能说"不"，护理工作仅仅作为医疗措施的补充，护理人员只是婆婆妈妈一样的照顾者。我们应该在面对医生时，主动提出问题并获得充分的解答；主动与医生共同观察病人病情，而不是当医生问及时才说明。此外，护理人员要借助能缓解病人压力的技巧来扮演适当的角色示范者。同时，护理人员在与病人接触时，应从尊重和欣赏的角度出发，以清新健康的形象展现新一代护理人员的精神面貌，增强护理人员自身在扮演专业角色上的自尊与自信。

（5）技术员。除了在产科单元还有妇科单元，护理人员往往要承担技术员的角色，如胎心监测器的使用、助产技术等都需要护理人员具备娴熟的专业技巧，才能出色完成护理甚至是临床医疗任务。良好的技术能力是获得病人和家属信任的有效途径。但在行使技术员的角色时，要虚心向临床医务人员和有经验的护理同行学习，以求不断进步、提高。

（6）管理员。护理人员在很多场合下承担着管理者的角色，尤其护理组长或护士长。她们要管理其他护理人员，提供以病人为中心、以目标为导向的护理程序。此外，护理管理者还须对经费维持和物品的提供给予保证，还要能与医生、技师及其他工作人员沟通及进行有效的协调合作。

（7）教育者。很多妇女都希望能对自己的身体及功能状况有更多的认识，知道如何维护自身良好的生理状态。普遍认为，教育妇女自我照顾及自我检查，可以缩短其与医疗专业者的距离。因此，护理人员可以利用体格检查评估知识和技巧，教会妇女自我检查及了解自己的身体功能和状况。

第二节　妇产科护士应具备的素质与角色功能

女性一生的解剖结构和生理过程是动态变化的，在不同时期表现出不同的特殊变化。妇产科护士的服务对象不只是患病的妇女，还包括处于正常生理过程的妇女。妇产科护理的服务对象是女性，常常涉及妇女的婚姻、家庭、隐私部位、生育等问题，同时关系到母婴生命安全，因而责任重大。这对妇产科护士的自身素质和道德水准提出了较高的要求。护士在服务患者时，需要理解患者感受，关心体贴患者，保护妇女的隐私和人格尊严。

一、妇产科护理工作的特点

（1）工作强度大。人们常说"又脏又累妇产科"。由于妇产科急诊多，分娩或产科疾病多是夜间来诊，须紧急处理和救治。同时产科工作量大，护理人员往往通宵达旦工作，不能休息。因此护理人员要有吃苦耐劳的精神。

（2）责任重大。妊娠、分娩是一种自然生理现象，到医院就诊大多数不是因为有病，而是来寻求帮助和健康保护的。生育牵涉到两个人的健康和生命——母亲和所孕育的孩子，事关重大，且孕、产过程复杂易变，生理病理常常相互转变，处理不当可能危及母儿生命。因此，妇产科医护人员责任重大是一个不争的事实。

（3）病人情况复杂。由于生殖系统的特殊性，患者常常由于害羞而对所患疾病难于启齿，这就给采集病史带来许多困难。近年来，性传播疾病迅速在妇女中蔓延，成为危害妇女健康的又一大因素，而生殖系统直接关系到婚姻、家庭、生育等问题，患者往往思想顾虑很多，病人感到恐惧、不安，甚至有负罪感。护理人员必须耐心、和蔼、发自内心地关心、体贴她们，鼓励她们叙述病情，帮助分析并劝告其积极治疗。同时，鉴于妇科疾病的特殊性，医护人员还要特别注意保护病人的隐私，以避免伤害她们。

二、妇产科护士的职责和素质要求

妇产科护士的职责是促进、维持和恢复妇女健康，为妇女的一生（从出生到生命的终结）及她们的孩子的健康提供护理服务。

随着社会的进步和医学科学的发展，护理理念也从以疾病为中心发展到以人的健康为中心，并提倡以现代护理观为指导，以护理程序为核心，提供适合个人的最佳护理，因而要求妇产科护士具备良好的职业素质。

（1）心理素质。护士的心理素质是指在护理过程中，护士应具备的心理状态和特点。护士健康稳定的心理素质对病人的心理调适具有潜移默化的作用和强烈的感染力。因此，妇产科护士必须具有：真挚的同情心，爱护病人，积极为病人解除思想顾虑和痛苦；有优雅的风度，衣着整洁，步履轻盈，温文尔雅，言语谦虚；有稳定的情绪，坦诚豁达，纠缠不怒，悲喜有节，激情不露；有良好的协作精神，待人诚恳，善于与人交往，除了与孕产妇、女性病人交往外，还善于与患者家人接触，向他们了解情况并与之共同讨论制订治疗康复计划，使患者身心处于最佳状态，顺利渡过孕、产期，愉快接受医疗和护理。还要有良好的职业道德，要保护患者隐私，在可能的情况下尽量避免无关人员在检查现场。

（2）业务素质。妇产科护士除了具备妇产科护理的基础理论、基本知识，并熟练掌握妇产科护理的基本技能外，还需要具有一定的基础文化、人文科学、社会科学、外语及一般自然科学知识。此外，更要热爱自己的本职工作，以自己的专业为荣，工作认真严谨、作风扎实、业务精通。

（3）身体素质。妇产科护理工作的特点是紧张而又繁忙。因妇产科病人多，急诊、夜诊多，家属、陪客多，同时护理工作与病人密切接触，受病原体的侵袭机会多，因此妇产科护士必须具备强健的体格。有了健康的身体，才能心情愉快、精神饱满、思路清晰、反应敏捷。为了保证健康的体质，要求护士必须坚持体育锻炼和劳逸结合，注意适当营养，养成良好的卫生习惯，并保持充沛的精力，以便胜任艰巨的妇产科护理工作。

随着现代医学模式的转变，妇产科护士的角色正在不断的深化和拓展，护士以往单一的角色正在向多重角色转换。在妇产科专科领域，除了传统的执行医生医嘱与配合医生进行各项操作外，护士越来越多地承担起健康教育、陪伴照顾、支持、决策制定等多重角色，工作地点也逐渐由医院拓展到社区，甚至家庭。

第三节　妇产科护理实践中的伦理认知

所谓伦理是指人们在处理相互关系时应遵循的行为准则，是一系列指导行为的规范。由于妇产科服务对象均为妇女，且涉及生育、婚姻、家庭、隐私部位等，使得妇产科护理实践和教学中的伦理问题更为突出。特别是随着人工辅助生殖技术的开展，妇产科护士面临的伦理问题和挑战日益严峻。妇产科医疗护理涉及较多复杂的伦理问题，其中很多问题没有明确、单一的答案，需要护理人员加强道德修养，遵循无害、有利、尊重和公正的基本原则，将伦理道德融入护理实践中。

一、尊重原则

（1）尊重服务对象的个体差异、自主性、人格尊严，接纳服务对象的宗教信仰、风俗习惯及文化差异。

（2）护士在执业中不得泄露服务对象的隐私。

（3）服务对象有权利拒绝各种类型的见习示教或医学实验。

（4）尊重服务对象的知情同意权，服务对象有权利知道与自己相关的治疗和护理信息并可以自主选择。

（5）对服务对象及家属采取尊重、开放、协调的态度，鼓励家属积极参与到照顾中。

二、审慎原则

（1）护士在护理实践的各环节应做到认真负责，制订最好的护理措施和方案，并周密、细致地执行操作。

（2）与服务对象交流时使用科学、文明的言辞。

三、无伤害原则

（1）不给服务对象带来本可以避免的肉体和精神上的痛苦、损伤，甚至死亡。

（2）保护服务对象的生命安全，避免服务对象因护理不慎、疏忽而遭受伤害。

第二章 女性生殖系统解剖与生理认知

女性的身体无比复杂，尤其是女性的生殖系统，它展现了大量解剖学上的演变，且大部分女性生殖器官位于体内，无法用肉眼看见。本章主要阐述女性生殖系统解剖及实践的相关研究，并对女性生殖系统生理及护理进行了剖析。

第一节 女性生殖系统解剖及实践

女性生殖系统包括内、外生殖器官及其相关组织与邻近器官。

一、骨盆

女性骨盆（pelvis）是躯干和下肢之间的骨性连接，可支持躯干并保护盆腔脏器，也是胎儿娩出时必经的骨性产道，其大小、形状对分娩有直接影响。通常女性骨盆较男性骨盆宽而浅，有利于胎儿娩出。

（一）骨盆的组成

1. 骨盆的骨骼

骨盆由骶骨、尾骨及左右两块髋骨组成。每块髋骨又由髂骨、坐骨及耻骨融合而成；骶骨由5～6块骶椎融合而成，其前面呈凹形，上缘向前方突出，形成骶岬，骶岬为骨盆内测量对角径的重要据点；尾骨由4～5块尾椎融合而成（图2-1）。

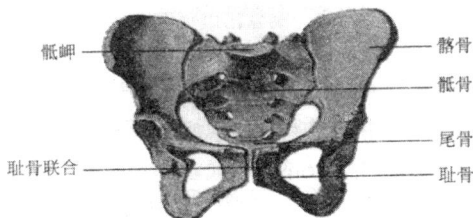

图 2-1 正常女性骨盆

2．骨盆的关节

骨盆关节包括耻骨联合、骶髂关节和骶尾关节。在骨盆的前方两耻骨之间有纤维软骨连接，称为耻骨联合。骶髂关节位于骶骨和髂骨之间，在骨盆后方。骶尾关节为骶骨与尾骨的联合处，有一定的活动度。

3．骨盆的韧带

骨盆各部之间的韧带中有两对重要的韧带：一对是骶骨、尾骨与坐骨结节之间的骶结节韧带，另一对是骶骨、尾骨与坐骨棘之间的骶棘韧带。骶棘韧带宽度即坐骨切迹宽度，是判断中骨盆是否狭窄的重要指标。妊娠期受性激素影响，韧带较松弛，各关节的活动度略有增加，有利于分娩时胎儿通过骨产道。

（二）骨盆的分界

以耻骨联合上缘、髂耻缘及骶岬上缘的连线为界，可将骨盆分为假骨盆和真骨盆两部分。假骨盆又称大骨盆，位于骨盆分界线之上，为腹腔的一部分，其前为腹壁下部，两侧为髂骨翼，其后为第5腰椎。假骨盆与产道无直接关系，但假骨盆某些径线的长短关系到真骨盆的大小，测量假骨盆的这些径线可作为了解真骨盆的参考。真骨盆又称小骨盆，位于骨盆分界线之下，是胎儿娩出的骨产道。真骨盆有上、下两口，即骨盆入口与骨盆出口。两口之间为骨盆腔。骨盆腔的后壁是骶骨与尾骨，两侧为坐骨、坐骨棘、骶棘韧带，前壁为耻骨联合。坐骨棘位于真骨盆中部，肛诊或阴道诊可触及，在分娩过程中是衡量胎先露部下降程度的重要标志。耻骨两降支的前部相连构成耻骨弓。骨盆腔呈前浅后深的形态，其中轴为骨盆轴，分娩时胎儿循此轴娩出。

（三）骨盆的平面及径线

1．入口平面

入口平面共有4条径线。

（1）入口前后径：入口前后径也称真结合径，平均值约为11cm。

（2）入口横径：入口横径是指左右髂耻缘间的最大距离，平均值约为130m。

（3）入口斜径：左右各一。左骶髂关节至右髂耻隆突间的距离为左斜径；右骶髂关节至左髂耻隆突间的距离为右斜径，平均值约为12.75cm。

2．中骨盆平面

中骨盆平面前方为耻骨联合下缘，两侧为坐骨棘，后方为骶骨下端。此平面是骨盆最小平面，具有产科临床重要性，有2条径线。

（1）中骨盆前后径：平均值约为11.5cm。

（2）中骨盆横径：中骨盆横径也称坐骨棘间径，即两坐骨棘间的距离，平均值约为10cm。

3．出口平面

骨盆出口平面为骨盆腔下口，由两个在不同平面的三角形组成。坐骨结节间径为两个三角共同的底边，前三角的顶端为耻骨联合下缘，两侧为耻骨降支；后三角的顶端是骶尾关节，两侧为骶结节韧带。共有 4 条径线。

（1）出口前后径：出口后前径即耻骨联合下缘至骶尾关节间的距离，平均值约为 11.5cm。

（2）出口横径：出品横径即坐骨结节间径，是指两坐骨结节内缘的距离，平均值约为 9cm。

（3）出口前矢状径：出口前矢状径是指耻骨联合下缘中点至坐骨结节间径中点间的距离，平均值约为 6cm。

（4）出口后矢状径：出口后矢状径是指骶尾关节至坐骨结节间径中点间的距离，平均值约为 8.5cm。若出口横径较短，而出口后矢状径较长，两径之和 >15cm 时，一般大小的胎头可通过后三角区经阴道娩出。

（四）骨盆的类型

1．女型

骨盆入口呈横椭圆形，髂骨翼宽而浅，入口横径较前后径稍长，耻骨弓较宽，两侧坐骨棘间径 ≥ 10cm。最常见，为女性正常骨盆。在我国妇女骨盆类型中占 52% ~ 58.9%。

2．扁平型

骨盆入口前后径短而横径长，呈扁椭圆形。耻骨弓宽，骶骨失去正常弯度，变直向后翘或呈深弧型，故骨盆浅。在我国妇女骨盆类型中较常见，占 23.2% ~ 29%。

3．类人猿型

骨盆入口呈长椭圆形，骨盆入口、中骨盆和骨盆出口的横径均较短，前后径稍长。坐骨切迹较宽，两侧壁稍内聚，坐骨棘较突出，耻骨弓较窄，骶骨向后倾斜，故骨盆前部较窄而后部较宽。骶骨往往有 6 节且较直，故较其他型骨盆深。在我国妇女骨盆类型中占 14.2% ~ 18%。

4．男型

骨盆入口略呈三角形，两侧壁内聚，坐骨棘突出，耻骨弓较窄，坐骨切迹窄呈高弓形，骶骨较直而前倾，致出口后矢状径较短。因男型骨盆呈漏斗形，往往造成难产。较少见，在我国妇女骨盆类型中占 1% ~ 3.7%。

上述 4 种骨盆类型只是理论上归类，临床上多见混合型骨盆。骨盆的形态、大小除有种族差异外，其生长发育还受遗传、营养及性激素的影响。

二、外生殖器

女性的外生殖器（external genitalia）又称外阴，是指生殖器官的外露部分，包括两股内侧从耻骨联合到会阴之间的组织（图2-2）。

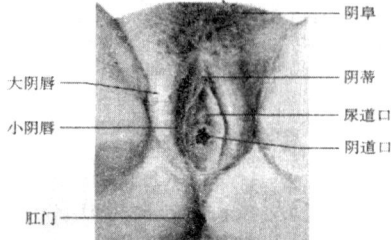

图2-2　女性外生殖器

（一）阴阜

阴阜是指耻骨联合前面的皮肤隆起，皮下富有脂肪。青春期该部位皮肤开始生长阴毛，分布呈尖端向下的三角形。阴毛密度和色泽存在种族和个体差异。

（二）大阴唇

大阴唇为邻近两股内侧的一对纵长隆起的皮肤皱襞，起自阴阜，止于会阴。两侧大阴唇前端为子宫圆韧带终点，后端在会阴体前相融合，分别形成阴唇的前、后联合。大阴唇外侧面与皮肤相同，内有皮脂腺和汗腺，青春期长出阴毛；其内侧面皮肤湿润似黏膜。大阴唇皮下脂肪层含丰富血管、淋巴管和神经，外伤后易出血形成血肿。未婚妇女的两侧大阴唇自然合拢，经产后向两侧分开；绝经后大阴唇呈萎缩状，阴毛稀少。

（三）小阴唇

小阴唇为位于大阴唇内侧的一对薄皱襞。表面湿润，色褐，无毛，富含神经末梢，故敏感。两侧小阴唇前端相互融合，再分为前后两叶包绕阴蒂，前叶形成阴蒂包皮，后叶形成阴蒂系带。小阴唇后端与大阴唇后端相会合，在正中线形成阴唇系带。

（四）阴蒂

阴蒂位于两小阴唇顶端的联合处，类似男性的阴茎海绵体组织，具有勃起性，富含神经末梢，极敏感。

（五）阴道前庭

阴道前庭为两小阴唇之间的菱形区。其前为阴蒂，后为阴唇系带，两侧为小阴唇。阴道口与阴唇系带之间有一浅窝，称为舟状窝（又称阴道前庭窝）。在此区域内尚有以下各部：

（1）前庭球：前庭球又称球海绵体，位于前庭两侧，由具有勃起性的静脉丛构成。其前部与阴蒂相接，后部与前庭大腺相邻，表面为球海绵体肌覆盖。

（2）前庭大腺：前庭大腺又称巴多林腺，位于大阴唇后部，被球海绵体肌所覆盖，如黄豆大小，左右各一。腺管细长（1 ~ 2cm），向内侧开口于前庭后方小阴唇与处女膜之间的沟内。性兴奋时分泌黏液起润滑作用。正常情况下不能触及此腺。若腺管口闭塞，可形成前庭大腺脓肿或囊肿。

（3）尿道口：尿道口位于阴蒂头后下方的前庭前部，略呈圆形。后壁上有一对并列的腺体称为尿道旁腺，其分泌物有润滑尿道口的作用，此腺常被细菌潜伏。

（4）阴道口及处女膜：阴道口位于尿道口后方的前庭后部。阴道口周缘覆有一层较薄黏膜称为处女膜。膜的两面均为鳞状上皮所覆盖，其间含结缔组织、血管及神经末梢，有一孔，多在中央，孔的形状、大小及膜的厚薄因人而异。处女膜可因性交或剧烈运动而破裂，受分娩影响产后仅留有处女膜痕。

三、内生殖器

女性内生殖器（internal genitalia）包括阴道、子宫、输卵管及卵巢，后两者称为子宫附件（图2-3）。

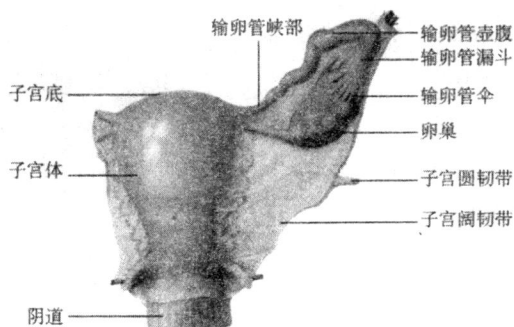

图2-3 女性内生殖器

（一）阴道

阴道为性交器官，也是月经血排出及胎儿娩出的通道。

1. 位置和形态

阴道位于真骨盆下部中央，呈上宽下窄的管道，前壁长7 ~ 9cm，与膀胱和尿道相邻，后壁长10 ~ 12cm，与直肠贴近。上端包绕宫颈，下端开口于阴道前庭后部。环绕宫颈周围的部分称阴道穹窿。按其位置分为前、后、左、右4部分，其中后穹窿最深，与直肠子宫陷凹紧密相邻，为盆腔最低部位，临床上可经此处穿刺或引流。

2. 组织结构

阴道壁由黏膜、肌层和纤维组织膜构成，有很多横纹皱襞，故有较大伸展性。阴道黏膜呈淡红色，由复层鳞状上皮细胞覆盖，无腺体。阴道黏膜受性激素影响有周期性变化。幼女及绝经后妇女的阴道黏膜上皮甚薄，皱襞少，伸展性小，容易因创伤而感染。阴道肌层由两层平滑肌纤维构成，外层纵行，内层环行，在肌层的外面有一层纤维组织膜，含较多弹力纤维及少量平滑肌纤维。阴道壁因富有静脉丛，故受损伤后易出血或形成血肿。

（二）子宫

子宫为一壁厚、腔小、以肌肉为主的器官。腔内覆盖的黏膜称子宫内膜。青春期后子宫受性激素影响发生周期性改变并产生月经；性交后，子宫为精子到达输卵管的通道；孕期子宫为胎儿发育生长的部位；分娩时子宫收缩使胎儿及其附属物娩出。

1. 形态

子宫是有腔的肌性器官，成人的子宫为前后略扁的倒置梨形，重约50g，长7～8cm，宽4～5cm，厚2～3cm，宫腔容量约5mL。子宫上部较宽为宫体，其上部隆突部分为宫底，两侧为宫角，与输卵管相通。子宫下部较窄，呈圆柱形，为宫颈。宫体和宫颈的比例因年龄而异，女童期为1:2，育龄期为2:1，老年期为1:1。宫腔上宽下窄，在宫体和宫颈之间形成最狭窄的部分，称为子宫峡部，在非孕期长1cm，其上端解剖上较狭窄，称为解剖学内口；其下端由于黏膜组织由宫腔内膜转为宫颈黏膜，故称为组织学内口。成年妇女宫颈管长2.5～3.0m，下端为宫颈外口，宫颈下端伸入阴道内的部分称为宫颈阴道部，阴道以上的部分称为宫颈阴道上部。未产妇的宫颈外口呈圆形，经产妇的宫颈外口受分娩影响而形成横裂，分为前唇和后唇。

2. 位置

子宫位于盆腔中央，在膀胱与直肠之间，下端接阴道，两侧有输卵管和卵巢。当膀胱空虚时，成人子宫的正常位置呈轻度前倾前屈位，主要靠子宫韧带及骨盆底肌和筋膜的支托作用维持。正常情况下，宫颈下端处于坐骨棘水平稍上方。

3. 组织结构

包括子宫体和子宫颈，两者的结构不同。

（1）子宫体：子宫体壁由3层组织构成，由内向外可分为子宫内膜层、肌层和浆膜层（脏腹膜）。子宫内膜从青春期开始受卵巢激素影响，其表面2/3能发生周期性变化，称为功能层；靠近子宫肌层的1/3内膜无周期性变化，称为基底层。子宫肌层厚，非孕时厚约0.8cm。肌层由平滑肌束及弹力纤维组成。肌束纵横交错如网状，大致分3层：外层多纵行，内层环行，中层交叉排列。肌层中含血管，子宫收缩时血管被压缩，能有效阻止子宫出血。子宫浆膜层为覆盖宫体底部及前后面的脏腹膜，与肌层紧贴，但在子宫前面近子宫峡部处，腹膜与子宫壁结合较疏松，向前反折覆盖膀胱，形成膀胱子宫陷凹。在子宫后面，腹膜沿子宫壁向下，至宫颈后方及阴道后穹窿折向直肠，形成直肠子宫陷凹，亦称道格拉斯陷凹，是盆腔位置最低的部位。

（2）子宫颈：主要由结缔组织构成，含少量的平滑肌纤维、血管及弹力纤维。宫颈管黏膜为单层高柱状上皮，黏膜内腺体能分泌碱性黏液，形成宫颈管内的黏液栓，堵塞宫颈管。宫颈阴道部为复层鳞状上皮覆盖，表面光滑。在宫颈外口柱状上皮与鳞状上皮交界处是宫颈癌的好发部位。宫颈管黏膜也受性激素影响发生周期性变化。

4. 子宫韧带

子宫韧带共有4对。

（1）圆韧带：圆韧带呈圆索状，由结缔组织与平滑肌组成。起于子宫双角的前面、输卵管近端的下方，然后在子宫阔韧带前叶的覆盖下向前外侧伸展达两侧骨盆壁，再穿过腹股沟管止于大阴唇前端。具有维持子宫呈前倾位置的作用。

（2）阔韧带：阔韧带是位于子宫两侧的双层腹膜皱襞，呈翼状，由覆盖在子宫前后壁的腹膜自子宫侧缘向两侧延伸达到盆壁而成，可限制子宫向两侧倾倒。阔韧带分为前后两叶，其上缘游离，内2/3部包裹输卵管（伞部无腹膜遮盖），外1/3部移行为骨盆漏斗韧带或称卵巢悬韧带，卵巢动静脉由此穿行。在输卵管以下、卵巢附着处以上的阔韧带称为输卵管系膜，其中有结缔组织及中肾管遗迹。卵巢与阔韧带后叶相接处称为卵巢系膜。卵巢内侧与子宫角之间的阔韧带稍增厚，称为卵巢固有韧带或卵巢韧带。在宫体两侧的阔韧带中有丰富的血管、神经、淋巴管及大量疏松结缔组织，称为宫旁组织。子宫动脉、静脉和输尿管均从阔韧带基底部穿过。

（3）主韧带：主韧带又称宫颈横韧带。主韧带在阔韧带的下部，横行于宫颈两侧和骨盆侧壁之间，为一对坚韧的平滑肌与结缔组织纤维束，是固定宫颈位置、保持子宫不致下垂的主要结构。

（4）宫骶韧带：宫骶韧带是指从宫颈后面的上侧方（相当于组织学内口水平），向两侧绕过直肠到达第2、3骶椎前面的筋膜。宫骶韧带含平滑肌和结缔组织，外有腹膜遮盖，短厚有力，将宫颈向后向上牵引，维持子宫处于前倾位置。

若上述韧带、骨盆底肌和筋膜薄弱或受损伤，可导致子宫位置异常，形成不同程度的子宫脱垂。

（三）输卵管

输卵管为卵子与精子相遇受精的场所，也是向宫腔运送受精卵的通道。为一对细长而弯曲的肌性管道，长 8 ~ 14cm，位于子宫阔韧带的上缘内，内侧与宫角相连通，外端游离，与卵巢接近。根据输卵管的形态由内向外可分为 4 部分。

（1）间质部：为通入子宫壁内的部分，狭窄而短，长约 1cm。

（2）峡部：在间质部外侧，管腔较窄，长 2 ~ 3cm。

（3）壶腹部：在峡部外侧，管腔较宽大，长 5 ~ 8cm。

（4）伞部：为输卵管的末端，开口于腹腔，游离端呈漏斗状，有许多细长的指状突起，长度不一，多为 1 ~ 1.5cm，有"拾卵"作用。

（四）卵巢

卵巢为一对扁椭圆形的性腺，具有生殖和内分泌功能。卵巢的大小和形状随年龄变化而有差异。青春期前，卵巢表面光滑；青春期开始排卵后，表面逐渐凹凸不平。成年妇女的卵巢大小约 4cm×3cm×1cm，重 5 ~ 6g，呈灰白色；绝经后卵巢萎缩变小变硬。

卵巢位于输卵管的后下方，以卵巢系膜连接于阔韧带后叶的部位有血管和神经出入卵巢，称为卵巢门。卵巢外侧以骨盆漏斗韧带连于骨盆壁，内侧以卵巢固有韧带与子宫连接。

卵巢表面无腹膜，由单层立方上皮覆盖称为生发上皮；上皮的深面有一层致密纤维组织称为卵巢白膜。再往内为卵巢实质，分皮质与髓质。皮质在外层，其中有数以万计的始基卵泡及致密结缔组织；髓质在中央，无卵泡，含疏松结缔组织和丰富的血管、神经、淋巴管及少量平滑肌纤维。

四、血管、淋巴及神经

（一）动脉

女性内、外生殖器官的血液供应主要来自卵巢动脉、子宫动脉、阴道动脉及阴部内动脉。

（1）卵巢动脉：卵巢动脉自腹主动脉分出，在腹膜后沿腰大肌前下行至骨盆腔，跨过输尿管与髂总动脉下段，经骨盆漏斗韧带向内横行，再经卵巢系膜进入卵巢门。并且，卵巢动脉在输卵管系膜进入卵巢门后分出若干支供应输卵管，其末梢在宫角附近与子宫动脉上行的卵巢支相吻合。

（2）子宫动脉：子宫动脉为髂内动脉前干分支，在腹膜后沿骨盆侧壁向下向前行，经阔韧带基底部、宫旁组织到达子宫外侧，距宫颈内口水平约 2cm 处横跨输尿管至子宫侧缘，此后分为上、下两支。上支较粗，沿子宫侧缘迂曲上行称为宫体支，至宫角处又分为宫底支（分布于宫底部）、卵巢支（与卵巢动脉末梢吻合）及输卵管支（分布于输卵管）；下支较细，分布于宫颈及阴道上段称为宫颈-阴道支。

（3）阴道动脉：阴道动脉为髂内动脉前干分支，有许多小分支分布于阴道中下段前后面及膀胱顶、膀胱颈。阴道动脉与子宫动脉阴道支和阴部内动脉分支相吻合。阴道上段由子宫动脉宫颈-阴道支供应，而中段由阴道动脉供应，下段主要由阴部内动脉和痔中动脉供应。

（4）阴部内动脉：阴部内动脉为髂内动脉前干终支，经坐骨大孔的梨状肌下孔穿出骨盆腔，绕过坐骨棘背面，再经坐骨小孔到达坐骨肛门窝，并分出4支：痔下动脉，供应直肠下段及肛门部；会阴动脉，分布于会阴浅部；阴唇动脉，分布于大、小阴唇；阴蒂动脉，分布于阴蒂及前庭球。

（二）静脉

盆腔静脉均与同名动脉伴行，并在相应器官及其周围形成静脉丛，且互相吻合，故盆腔静脉感染容易蔓延。卵巢静脉出卵巢门后形成静脉丛，与同名动脉伴行，右侧汇入下腔静脉，左侧汇入左肾静脉，故左侧盆腔静脉曲张较多见。

（三）淋巴

女性生殖器官和盆腔具有丰富的淋巴系统，淋巴结一般沿相应的血管排列，其数目、大小和位置均不恒定。主要分为外生殖器淋巴与盆腔淋巴两组。外生殖器淋巴分又为深浅两部分。当内、外生殖器官发生感染或肿瘤时，往往沿各部回流的淋巴管传播，导致相应淋巴结肿大。

（四）神经

1. 外生殖器的神经支配

外生殖器主要由阴部神经支配。来自：①骶丛分支；②自主神经：由第Ⅱ、Ⅲ、Ⅳ骶神经分支组成，含感觉和运动神经纤维，在坐骨结节内侧下方分成3支，即会阴神经、阴蒂背神经及肛门神经（又称痔下神经），分布于会阴、阴唇、阴蒂和肛门周围。

2. 内生殖器的神经支配

内生殖器主要由交感神经和副交感神经支配。交感神经纤维自腹主动脉前神经丛分出，下行入盆腔分为两部分：①卵巢神经丛：分布于卵巢和输卵管；②骶前神经丛：大部分在宫颈旁形成骨盆神经丛，分布于宫体、宫颈、膀胱上部等。骨盆神经丛中有来自第Ⅱ、Ⅲ、Ⅳ骶神经的副交感神经纤维，并含有向心传导的感觉神经纤维。子宫平滑肌有自律活动，在完全切除其神经后仍能有节律收缩，甚至能完成分娩活动。临床上可见下半身截瘫的产妇也能顺利完成自然分娩。

五、骨盆底

骨盆底由多层肌肉和筋膜构成，封闭骨盆出口并承托盆腔脏器。若骨盆底结构和功能发生异常，可影响盆腔脏器的位置与功能，甚至引起分娩障碍；而分娩处理不当，亦可损伤骨盆底。

骨盆底的前方为耻骨联合下缘，后方为尾骨尖，两侧为耻骨降支、坐骨升支及坐骨结节。两侧坐骨结节前缘的连线将骨盆底分为前后两部：前部为尿生殖三角，有尿道和阴道通过；后部为肛门三角，有肛管通过。骨盆底由外向内有 3 层组织。

（一）外层

外层即浅层筋膜与肌肉。在外生殖器、会阴皮肤及皮下组织的下面有会阴浅筋膜，其深面由 3 对肌肉及肛门外括约肌组成浅肌肉层。此层肌肉的肌腱会合于阴道外口和肛门之间，形成会阴中心腱（又称会阴体）。

（1）球海绵体肌：球海绵体肌位于阴道两侧，覆盖前庭球及前庭大腺，向后与肛门外括约肌互相交织。由于此肌收缩时能紧缩阴道，故又称阴道缩肌。

（2）坐骨海绵体肌：从坐骨结节内侧沿坐骨升支内侧与耻骨降支向上，最终集合于阴蒂海绵体（阴蒂脚处）。

（3）会阴浅横肌：自两侧坐骨结节内侧面中线会合于会阴中心腱。

（4）肛门外括约肌：肛门外括约肌为围绕肛门的环形肌束，前端会合于会阴中心腱。

（二）中层

中层即泌尿生殖膈。由上下两层坚韧筋膜及一层薄肌肉组成，覆盖于由耻骨弓与两坐骨结节所形成的骨盆出口前部三角形平面上，又称三角韧带。其中有尿道和阴道穿过。在两层筋膜间有 1 对由两侧坐骨结节至会阴中心腱的会阴深横肌及位于尿道周围的尿道括约肌。

（三）内层

内层即盆膈。为骨盆底最内层的坚韧层，由肛提肌及其内、外面各覆盖一层筋膜所组成，由前向后依次有尿道、阴道及直肠穿过。

肛提肌是位于骨盆底的成对扁肌，向下向内合成漏斗形肌性组织。每侧肛提肌由前内向后外由 3 部分组成：耻尾肌、髂尾肌、坐尾肌。肛提肌有加强盆底托力的作用，又因部分肌纤维在阴道及直肠周围交织，因而还有加强肛门括约肌与阴道括约肌的作用。

会阴有广义和狭义两个概念。广义的会阴是指封闭骨盆出口的所有软组织，前为耻骨联合下缘，后为尾骨尖，两侧为耻骨降支、坐骨支、坐骨结节和骶结节韧带。狭义的会阴是指阴道口与肛门之间的软组织，厚 3～4cm，由外向内逐渐变窄呈楔状，表面为皮肤及皮下脂肪，内层为会阴中心腱。妊娠期会阴组织变软有利于分娩。分娩时要保护此区，以防止裂伤。

六、邻近器官

女性生殖器官与骨盆腔内其他器官互相邻接，其血管、淋巴及神经有密切联系。当某一器官有病变时，如创伤、感染、肿瘤等，易累及邻近器官。

（一）尿道

尿道为一肌性管道，从膀胱三角尖端开始，穿过泌尿生殖膈，终止于阴道前庭部的尿道外口。长 4 ～ 5cm，直径约 0.6cm。尿道内括约肌为不随意肌，尿道外括约肌为随意肌，与会阴深横肌密切联合。由于女性尿道短而直，又接近阴道，易引起泌尿系统感染。

（二）膀胱

膀胱为一囊状肌性器官，排空的膀胱为锥体形，位于耻骨联合之后，子宫之前。其大小、形状可因其充盈状态及邻近器官的情况而变化。膀胱充盈时可凸向盆腔甚至腹腔，膀胱空虚时全部位于盆腔内。膀胱可分为顶、底、体和颈 4 部分。膀胱各部之间无明显界限。前腹壁下部腹膜覆盖膀胱顶，向后移行达子宫前壁，两者之间形成膀胱子宫陷凹。由于膀胱充盈可影响子宫及阴道，故妇科检查及手术前必须排空膀胱。

（三）输尿管

输尿管为 1 对肌性圆索状长管道，起自肾盂，开口于膀胱。在施行子宫切除结扎子宫动脉时，应避免损伤输尿管。

（四）直肠

直肠位于盆腔后部，其上与乙状结肠相接，下端与肛管相连。直肠中段腹膜折向前上方，覆于宫颈及子宫后壁，形成直肠子宫陷凹。肛管长 2 ～ 3cm，会阴体在其与阴道下段之间。因此，妇科手术及分娩处理时均应注意避免损伤肛管、直肠。

（五）阑尾

阑尾根部开口于盲肠游离端的后内侧壁，远端游离，长 7 ～ 9cm，通常位于右髂窝内。其位置、长短、粗细变化较大，有的下端可达右侧输卵管及卵巢部位，而妊娠期阑尾位置又可随妊娠月份增加而逐渐向上外方移位。因此，妇女患阑尾炎时有可能累及子宫附件，应注意鉴别诊断。

第二节 女性生殖系统生理及护理解析

一、女性一生各阶段的生理特点

女性从胎儿期到衰老是一个渐进的生理过程。虽可按年龄分为几个时期，但没有截然的界限。各时期有不同的生理特点，同时受遗传、环境、营养、心理因素的影响，个体间又有差异。

（一）胎儿期

受精卵是由父系和母系来源的 23 对（46 条）染色体组成的新个体。其中性染色体 X 与 Y 决定着胎儿的性别，即 XX 合子发育为女性，XY 合子发育为男性。胚胎 6 周后原始性腺开始分化。

若胚胎细胞不含 Y 染色体，性腺分化缓慢，至胚胎 8 ~ 10 周性腺组织才出现卵巢的结构。女性胎儿的卵巢形成后，因无雄激素，无副中肾管抑制因子，所以中肾管退化，两条副中肾管发育成为女性生殖器官。

（二）新生儿期

出生后 4 周内为新生儿期。女性胎儿在母体内由于受母体卵巢、胎盘所产生的女性激素的影响，子宫、卵巢及乳房均有一定程度的发育。出生时新生儿外阴较丰满，乳房肿大或有乳汁样分泌物。出生后与母体分离，血液中性激素水平迅速下降，可发生阴道少量出血。这些均属于生理现象，可在短期内自然消退。

（三）儿童期

从生后 4 周到 12 岁为儿童期。8 岁以前即儿童期早期，下丘脑—垂体—卵巢轴的功能处于抑制状态，卵泡无雌激素分泌。儿童身体持续发育，但生殖器官仍为幼稚型。其阴道狭长，上皮薄而无皱襞，细胞内缺乏糖原，酸度低，抗感染能力弱，容易发生炎症；子宫小，宫颈长，约占子宫全长的 2/3，子宫肌层薄；输卵管弯曲、细长；卵巢长而窄，卵泡虽能大量生长，但不能发育至成熟，仅发育至窦前期即闭锁。子宫、输卵管及卵巢均位于腹腔内。8 岁以后即儿童期后期，随着儿童体格的增长和发育，神经、内分泌的调节功能也逐渐发展，下丘脑促性腺激素释放激素抑制状态解除，卵巢内的卵泡受垂体促性腺激素的影响有一定程度的发育并分泌性激素，但仍不成熟。性器官生长发育，表现为阴唇丰满、增大，阴道加深，宫体生长显著，宫体和宫颈的比例逐渐超出 1：1；卵巢形态逐渐变为扁卵圆形，内有少量卵泡发育，仍不能发育成熟。女性特征开始出现，皮下脂肪在胸、髋、肩、耻骨前面堆积；子宫、输卵管及卵巢逐渐向骨盆腔内下降；乳房也开始发育。此时逐渐向青春期过渡。

（四）青春期

自乳房发育等第二性征出现，生殖器官逐渐发育成熟至月经初潮的时期称为青春期，一般为 10 ~ 19 岁（世界卫生组织规定）。这一时期的生理特点如下。

1. 第一性征发育

即生殖器官发育。在促性腺激素的作用下卵巢增大，卵泡开始发育和分泌雌激素，内、外生殖器进一步发育，逐渐从幼稚型变为成人型。阴阜隆起，大阴唇变肥厚，小阴唇变大且色素沉着；阴道的长度及宽度增加，黏膜增厚，出现皱襞；子宫增大，尤其是宫体明显增大，宫体与宫颈的比例为 2 ∶ 1；输卵管变粗，弯曲度减少；卵巢增大，皮质内有不同发育阶段的卵泡，使卵巢表面稍显凹凸不平。虽已初步具备生育能力，但生殖系统的功能不够完善。

2. 第二性征出现

音调变高，乳房丰满而隆起；出现阴毛及腋毛，骨盆横径大于前后径，胸、肩、髋部皮下脂肪增多，显现女性特有体态。其中乳房发育是女性第二性征的最初特征，为女性青春期开始的标志。

3. 月经初潮

第一次月经来潮，称为月经初潮，是青春期的重要标志。通常发生于乳房发育 2.5 年之后。此时由于中枢系统对雌激素的正反馈机制尚未成熟，有时即使卵泡发育成熟却不能排卵，发生无排卵性功能失调性子宫出血。此时月经周期常不规则，须逐渐调整趋于规律。

4. 生长加速

青春期少女体格加速生长，逐渐接近成年女性。

此外，伴随着青春期的生理变化，青春期少女的心理变化也很大，应给予护理关照和心理疏导。

（五）性成熟期

性成熟期又称生育期，一般自 18 岁左右开始，持续约 30 年，此期女性性功能旺盛，卵巢功能成熟并分泌性激素，已建立规律的周期性排卵。生殖器官和乳房在卵巢激素的作用下发生周期性变化。此期应做好月经期、妊娠期、分娩期、产褥期的健康教育和计划生育指导，并注意各期的心理变化。

（六）绝经过渡期

世界卫生组织将卵巢功能开始衰退直至绝经后 1 年内的时期称为围绝经期。此期长短不一，可始于 40 岁，历时短则 1 ~ 2 年，长则 10 ~ 20 年，是女性自有生育能力的性成熟期进入老年期的一个过渡时期，主要表现为卵巢功能逐渐减退，月经不规律，直至绝经。此期生殖器官开始萎缩并向衰退变更，丧失生育能力，同时还可出现血管舒缩障碍和神经精神障碍的症状，表现为潮热、多汗、情绪不稳定、头痛、失眠、抑郁、烦躁等，称围绝经期综合征。自然绝经是指女性生命中最后一次月经，一般发生在 44 ～ 54 岁。

（七）绝经后期

绝经后期指绝经后的生命时期。早期，卵巢还有少量雄激素分泌，它可转化为雌酮，是循环中的主要雌激素。一般 60 岁以后，妇女机体逐渐老化进入老年期。此期卵巢功能完全衰竭，卵巢缩小、变硬、表面光滑；阴唇的皮下脂肪减少；阴道黏膜变光滑，阴道腔逐渐缩小；子宫及宫颈萎缩。由于衰老，性激素减少，易发生代谢紊乱。

二、卵巢的周期性变化及内分泌功能

卵巢为女性性腺，其主要功能是产生卵子、排卵，以及合成、分泌性激素，也称卵巢的生殖功能和内分泌功能。

（一）卵巢的周期性变化

从青春期开始到绝经前，卵巢的形态和功能均发生周期性的变化，称为卵巢周期。

1．卵泡的发育与成熟

卵巢的基本生殖单位是始基卵泡。卵泡自胚胎形成后进入自主发育和闭锁的轨道。胚胎 20 周时，始基卵泡数量最多，约 700 万个，新生儿期卵泡数量下降至约 200 万个。从儿童期直至青春期，卵泡数下降至 30 万～ 50 万个。妇女一生中仅有 400 ～ 500 个卵泡发育成熟，其余绝大多数卵泡在发育至一定程度后退化，称为卵泡闭锁。近青春期，卵巢中原始卵泡开始发育，颗粒细胞由单层增殖为复层，由梭形变为柱形，形成初级卵泡，此后进一步发育，卵细胞增大，并出现卵泡腔，产生卵泡液，形成次级卵泡。多数次级卵泡退化，每一个月经周期一般只有一个优势卵泡发育成熟，称为成熟卵泡，其直径可达 15 ～ 20mm，其结构自外向内依次为卵泡外膜、卵泡内膜、颗粒细胞、卵泡腔、卵丘、放射冠、透明带。

2．排卵

卵细胞及其周围的卵丘颗粒细胞一起被排出的过程称排卵。发育成熟的卵泡在卵泡内酶和激素的作用下，卵泡腔内压力升高，卵泡壁颗粒细胞层和卵泡膜及其外周的卵巢组织变薄，卵泡逐渐向卵巢表面移行、向外突出，接近卵巢表面时，表面细胞变薄、破裂，出现排卵。排卵多发生在下次月经来潮前 14 天左右，两侧卵巢交替排卵，也可由一侧卵巢连续排卵。

3. 黄体形成

排卵后，卵泡壁塌陷，卵泡膜血管破裂，血液流入腔内形成血体。卵泡壁的破口很快由纤维蛋白封闭，向卵泡腔内侵入的卵泡颗粒细胞和内膜细胞，在腺垂体分泌的黄体生成素作用下发生黄素化，形成颗粒黄体细胞（大黄体细胞）和卵泡黄体细胞（小颗粒细胞），周围由卵泡外膜包裹，形成黄体。黄体分泌孕激素和雌激素，于排卵后 7 ～ 8 天黄体成熟，直径 1 ～ 2cm，外观黄色。

4. 黄体退化

若卵子未受精，排卵后 9 ～ 10 天黄体开始退化。黄体细胞萎缩、变小，周围的结缔组织及成纤维细胞侵入黄体，逐渐由结缔组织所代替，组织纤维化，外观转为白色，故称白体。一般黄体寿命为 12 ～ 16 天，平均 14 天，称为月经黄体。黄体萎缩后月经来潮，卵巢中又有新的卵泡发育，开始新的周期。若卵子受精，黄体继续发育成为妊娠黄体，继续分泌性激素，约妊娠 10 周后由胎盘代替其功能。

（二）卵巢的内分泌功能

卵巢合成及分泌的性激素均为甾体激素，包括雌激素和孕激素，也有少量雄激素。

1. 雌、孕激素的周期性变化

（1）雌激素：在卵泡开始发育时，分泌量很少，随着卵泡逐渐成熟，分泌量也逐渐增多，在排卵前形成一个高峰，排卵后分泌稍减少，于排卵后 1 ～ 2 天，黄体开始分泌雌激素，在排卵后 7 ～ 8 天黄体成熟时，形成又一高峰，第二高峰较平坦，峰值低于第一高峰。黄体萎缩时雌激素水平急剧下降，月经前达最低水平。

（2）孕激素：卵泡发育期不分泌，排卵前少量分泌，在排卵后分泌量开始增多，排卵后 7 ～ 8 天黄体成熟时，分泌量达最高峰，以后逐渐下降，至月经来潮时恢复到排卵前水平。

2. 雌、孕激素的生理作用

（1）雌激素：卵巢主要合成雌二醇及雌酮。体内尚有雌三醇，系雌二醇和雌酮的降解物，多由肾脏排出。雌二醇是妇女体内生物活性最强的雌激素。

雌激素的主要生理功能：①促进卵泡发育；②促进子宫发育，使子宫内膜增生；③增强子宫对缩宫素的敏感性；④增加输卵管上皮细胞的活动；⑤促进阴道上皮的增生、角化，使细胞内糖原增加；⑥促进乳腺管增生；⑦促进体内水钠潴留及骨中钙质沉着等。

（2）孕激素：孕酮是卵巢分泌的具有生物活性的主要孕激素。在排卵前，孕酮主要来自肾上腺；排卵后，主要由卵巢内黄体分泌。孕二醇是孕酮的主要降解产物，从尿中排出，因此，测定尿中孕二醇的含量可了解孕酮的产生情况。

孕激素的主要生理功能：①使增生期子宫内膜转化为分泌期内膜，抑制输卵管节律性收缩；②使子宫肌松弛，降低妊娠子宫对缩宫素的敏感性，有利于受精卵在宫腔内生长发育；③促进阴道上皮细胞脱落；④孕激素通过中枢神经系统有升高体温作用，正常妇女在排卵后基础体温可升高 0.3 ~ 0.5℃，此特点可作为排卵的重要指标；⑤在已有雌激素影响的基础上，促进乳腺腺泡发育；⑥促进体内水与钠的排泄等。

（3）雄激素：卵巢能分泌少量雄激素——睾酮。卵巢合成雌激素的中间产物雄烯二酮，在外周组织中也能被转化为睾酮。雄激素不仅是合成雌激素的前体，也是维持女性正常生殖功能的重要激素。此外，还具有促进女性第二性征的发育，促进蛋白质的合成和肌肉、骨骼的发育，促进血红蛋白和红细胞的增生等生理功能。

三、子宫内膜的周期性变化与月经

（一）子宫内膜的周期性变化

随着卵巢的周期性变化，子宫内膜也发生周期性变化，功能层定期剥脱出血形成月经。以正常月经周期 28 天为例，其组织形态的周期性改变可分为 3 期。

1. 月经期

月经周期的第 1 ~ 4 天。此期由于黄体退化萎缩，体内雌激素水平降低，也无孕激素存在，子宫内膜中前列腺素合成、活化，刺激子宫肌层收缩，内膜小动脉痉挛，组织缺血、缺氧而发生局灶性坏死，功能层从基底层崩解脱离，坏死的内膜组织剥脱，与血液混合而排出，形成月经。

2. 增生期

月经周期的第 5 ~ 14 天。子宫内膜的增生、修复在月经期即已开始。月经期功能层子宫内膜剥脱，随月经血排出，仅留下基底层，在雌激素作用下内膜逐渐增厚至 3 ~ 5mm，腺体增多、增长，呈弯曲状；间质致密、水肿明显，间质内小动脉增生、延长呈螺旋状卷曲，管腔增大。

3. 分泌期

月经周期的第 15 ~ 28 天。月经周期的第 15 ~ 23 天，卵巢内黄体形成，分泌孕激素和雌激素，使子宫内膜继续增厚，腺体增大并分泌糖原，间质高度疏松、水肿，螺旋小动脉进一步增生、弯曲，子宫内膜的分泌活动在排卵后 7 天达高峰，恰与囊胚植入同步，为受精卵着床提供充足的营养。在月经周期的第 24 ~ 28 天，黄体萎缩。子宫内膜增厚达 10mm，呈海绵状。内膜腺体仍有糖原分泌，间质更加疏松、水肿，表面上皮细胞下的间质细胞分化为肥大的蜕膜样细胞。此期螺旋小动脉迅速增长超出内膜厚度，也更弯曲，血管管腔也扩张。

（二）月经

1. 月经的定义

月经是指随卵巢激素的周期性变化，子宫内膜发生周期性脱落及出血，是生殖功能成熟的外在标志之一。

2. 初潮

月经第一次来潮称月经初潮：月经初潮年龄多在 13～14 岁，早可在 11～12 岁，迟可至 15～16 岁。初潮的早晚受气候、体质、营养的影响。近年来月经初潮的年龄有提前的趋势，16 岁之后月经尚未来潮者应当引起临床重视。

3. 月经周期

两次月经第 1 天的间隔时间称为一个月经周期，一般为 21～35 天，平均 28 天。月经周期长短因人而异，只要有一定规律，提前或延后数日仍属于正常情况。

4. 经期及经量

每次月经持续的时间称为经期，一般持续 2～7 天，多为 3～5 天。一次月经的总失血量为经量，正常经量（仅指血液成分）30～50mL，以经期的第 2～3 天出血量最多。经量超过 80mL 称为月经过多。

5. 月经血的特征

月经血呈暗红色、碱性、无臭味、黏稠、不凝固，偶尔有凝血块。主要为血液，还包括子宫内膜碎片、宫颈黏液及脱落的阴道上皮细胞。月经血含有前列腺素及来自子宫内膜的大量纤溶酶。由于纤溶酶对纤维蛋白的溶解作用，月经血不凝固，在出血量多的情况下会出现血凝块。

6. 月经期的症状

多数妇女在月经期无特殊症状，但由于经期盆腔充血及受前列腺素的影响，可出现下腹及腰骶部下坠感、头痛、失眠、精神抑郁、易激动、恶心、呕吐、便秘和腹泻，一般不影响工作与学习。

7. 经期的健康教育

（1）帮助青春期女性认识月经是一种正常的生理现象，解除其不必要的思想顾虑，保持精神愉快。

（2）指导女性做好经期保健。保持外阴清洁，勤换卫生垫及内裤；经期不宜盆浴、坐浴、阴道冲洗、游泳及性生活；注意保暖，避免冷水浴、淋雨，防止受寒；加强营养，忌食辛辣等刺激性食物，保持大、小便通畅；不宜参加剧烈运动和重体力劳动，注意劳逸结合。

（3）经期如果出现严重腹痛、经量明显增多或减少、经血浑浊并伴有臭味等症状，应及时就诊。

四、月经周期的调节

月经周期又称为性周期。月经周期的调节是一个非常复杂的过程，主要涉及下丘脑、垂体、卵巢。下丘脑、垂体、卵巢之间相互调节，相互影响形成完整而协调的神经内分泌系统，称为下丘脑－垂体－卵巢轴。其主要生理功能是调控女性生育、正常月经和性功能，因此又称性腺轴。

（一）下丘脑

下丘脑是性腺轴的启动中心，分泌促性腺激素释放激素。促性腺激素释放激素的分泌受来自血流的激素信号影响，主要是垂体促性腺激素和卵巢分泌的性激素的反馈调节，也受神经递质的调节。促性腺激素释放激素包括卵泡刺激素释放激素和黄体生成激素释放激素，其作用是促进垂体合成、释放卵泡刺激素和黄体生成素。

（二）垂体

垂体分泌卵泡刺激素和黄体生成素，两者直接调控卵巢的周期性变化，能促进卵泡发育，刺激成熟卵泡排卵，促进排卵后的卵泡转变成黄体，并维持黄体功能，促进孕激素与雌激素的合成与分泌。

（三）卵巢

卵巢主要分泌雌激素和孕激素，对下丘脑、垂体又有反馈调节作用。卵巢分泌的性激素影响下丘脑、垂体促性腺激素的分泌功能的作用称为反馈作用。使下丘脑兴奋，分泌性激素增多称正反馈；反之，使下丘脑抑制，分泌性激素减少称负反馈。性激素作用于子宫内膜及其他生殖器官使其发生周期性变化。

（四）月经周期的调节机制

在前次月经周期卵巢黄体萎缩后，月经来潮，雌、孕激素水平降至最低，解除对下丘脑、垂体的抑制，下丘脑开始分泌促性腺激素释放激素，促进垂体分泌卵泡刺激素和少量的黄体生成素，两者共同刺激卵泡逐渐发育，并分泌雌激素。在雌激素的作用下，子宫内膜发生增生期变化，随着雌激素逐渐增多，对下丘脑的负反馈作用增强，抑制下丘脑分泌卵泡刺激素释放激素，使垂体卵泡刺激素的分泌减少，但促进黄体生成素增加，促使垂体释放大量黄体生成素并出现高峰，卵泡刺激素同时也形成一个较低的峰。当两者同时达到峰值并形成一定比例时，使成熟卵泡排卵。排卵后，卵泡刺激素、黄体生成素急速下降，在少量卵泡刺激素、黄体生成素作用下，卵巢黄体形成并逐渐发育成熟。黄体主要分泌孕激素，使子宫内膜由增生期变为分泌期，黄体也分泌雌激素并形成第二次高峰。在大量雌激素、孕激素共同作用下，通过负反馈作用，抑制下丘脑、垂体分泌的卵泡刺激素、黄体生成素相应减少，黄体开始萎缩，卵巢性激素也分泌减少。子宫内膜失去性激素的支持发生坏死、脱落，从而月经来潮。此时，血中雌激素、孕激素的量极少，解除了对下丘脑和垂体的抑制，促性腺激素释放激素又开始分泌，卵泡刺激素、黄体生成素开始增加，又一批卵泡开始生长发育，下一个月经周期又重新开始。如此周而复始。

五、女性生殖系统护理解析

（一）女性生殖系统的护理程序

妇科护理评估是整体护理程序的基础与关键，通过观察、交谈、身体全面检查等方式获取护理对象身心的各项信息，对护理对象和相关事物做出大致推断，从而为分析、判断和正确做出护理诊断或提出护理问题提供依据。收集资料的可靠、准确与否决定了护理评估的准确性。由于女性生殖系统疾病涉及人体隐私部位及与性生活有关的内容，在妇科检查时患者普遍存在羞怯与不适，在收集资料与检查时要注意尊重、体贴患者，注意使用屏风遮挡，做到态度和蔼、语言亲切，耐心细致地询问和进行体格检查，传递给患者一种安全感，同时给予保护患者隐私的承诺。

（二）护理评估

1. 健康史采集内容

（1）一般项目

一般项目包括患者姓名、年龄、民族、籍贯、婚姻、职业、受教育程度、宗教信仰、家庭住址、联系方式、入院方式、入院诊断、入院日期、病史陈述者、可靠程度。

（2）主诉

主诉是促使患者就诊的主要症状及持续时间。妇科主诉常见有白带异常、外阴瘙痒、阴道流血、腹痛、下腹部包块及不孕等。如患者同时有停经、阴道流血两项主诉，应按其发生的先后次序列出，将主诉写成"停经40天，伴阴道流血2天"。书写主诉力求简明扼要，通常不超过20字。

（3）现病史

现病史指从患者发病到就诊时的病情发生、发展与诊治的全过程，是病史的重要部分。主要有起病时间、诱因及病情发展经过、伴随症状、诊治经过、诊疗效果和采取的护理措施及效果，还应了解患者心理反应及其他健康状况，如睡眠、食欲、体重等，即按时间顺序了解发病全过程。

（4）月经史

询问患者初潮年龄、月经周期、经期持续时间、经量、颜色，有无痛经及其他不适。临床常用的月经史简写方式：初潮年龄 $\dfrac{经期}{月经周期}$ 绝经年龄。如初潮年龄

13 岁，周期 28 ～ 30 天，经期 4 ～ 5 天，49 岁绝经，则可简写成 $13\frac{4～5}{28～30}49$。有停经史的要询问末次月经时间（LMP），绝经患者应询问绝经年龄、绝经后有无不适、有无阴道流血、有无分泌物异常或其他不适。

（5）婚育史

婚育史指婚姻史和生育史。婚姻情况包括结婚次数，初婚或再婚年龄，配偶年龄，健康状况，性生活情况，采取何种避孕措施及效果，是否近亲结婚等。生育情况包括初孕或初产年龄，足月产、早产、流产次数和现存子女数，末次分娩或流产日期，分娩方式、有无难产，产后或流产后有无出血或感染等并发症。

孕产史记录方式主要为"足－早－流－存"或孕 X 产 Y。如：足月产 2 次，早产 1 次，流产 1 次，现存子女 2 人，可简写为"2-1-1-2"或以孕产：（G4P2）表示。

（6）既往史

了解患者以往健康情况及患病史。重点了解与妇科和现病史有关的既往史、手术史、输血史及药物过敏史等，如患某些疾病，应询问疾病的诊治过程与转归。

（7）个人史

个人史包括患者生活和居住情况，出生地，生活方式，饮食、营养及卫生习惯，有无特殊嗜好（如毒品、烟酒）等。

（8）家族史

了解患者家庭成员健康状况，如父母、兄弟姐妹及子女的健康状况，了解有无家族遗传病和传染病史。

2. 身体评估

身体评估在采集健康史后进行，包括全身检查、腹部检查、盆腔检查。

（1）全身检查

测量体温、脉搏、呼吸、血压、身高、体重，注意患者精神状态、发育情况、营养状况、体态、第二性征、毛发分布、皮肤、淋巴结、甲状腺、乳房、心肺、脊柱及四肢状况。

（2）腹部检查

腹部检查是妇科体格检查的重要组成部分，在盆腔检查前进行。患者取平卧位，暴露腹部，观察腹部大小及形态，有无腹部隆起或蛙腹状，腹壁有无瘢痕、静脉曲张、妊娠纹、腹壁疝、腹直肌分离等。触诊腹壁厚度，有无肌紧张、压痛、反跳痛，肝、脾、肾有无增大及压痛，腹部有无包块，如触及包块应扪及其部位、大小、形状、活动度、表面是否光滑、有无压痛等。叩诊时注意浊音、鼓音分布区域，有无移动性浊音存在。如为孕妇，应进行四步触诊和胎心听诊。

（3）盆腔检查

盆腔检查又称妇科检查，是妇科特有的检查。可了解外阴、阴道、宫颈、宫体及附件情况。检查涉及女性隐私部位，应注意患者心理反应，做到态度、语言合理。

第一，物品准备。无菌手套、窥阴器、长镊、无菌持物钳、臀垫、消毒敷料、生理盐水、液状石蜡、照明灯、载玻片、宫颈刮板或刷头、内盛消毒液的器具等。

第二，检查基本要求。①注意患者隐私部位的保护，态度严肃认真，语言亲切，检查前告知检查可能带来的舒适度改变，减轻患者紧张情绪。②嘱患者排空膀胱，取膀胱截石位，指导患者脱掉一边裤腿坐上检查床，臀部置于检查床边缘，脚放于固定架上，两腿分开，头部略抬高，两手平放于身体两侧。对年龄大、体质虚弱的患者应协助其上下床，避免摔伤等意外的发生。③检查用具如臀垫、无菌手套、窥阴器等，一人一套以免交叉感染。④月经期或有阴道流血者应避免阴道检查，必须检查时应严格执行无菌操作，消毒外阴、阴道，以防感染。⑤对无性生活史的患者禁做双合诊、三合诊和放置窥阴器，采用外阴视诊和直肠—腹部诊。如必须行阴道检查，应征得本人和家属同意后方可进行。⑥当男性医护人员检查患者时须有其他医护人员在场，以减轻患者的紧张心理，避免不必要误会的发生。⑦若患者腹直肌紧张，可在检查时与其交谈，转移注意力，放松腹直肌，以便顺利完成盆腔检查。⑧怀疑有盆腔内病变，但因腹部肥厚、情绪紧张，高度不配合或无性生活史的患者，妇科检查效果不满意时，可行B超检查，必要时可于麻醉状态下行盆腔检查，以便做出正确的诊断。

第三，检查方法及步骤。主要包括外阴检查、窥阴器检查、双合诊、三合诊、直肠—腹部诊。

①外阴检查：观察外阴的发育和阴毛的多少及分布情况，观察有无损伤、充血、水肿、肿块、溃疡、炎症、畸形，皮肤色泽有无变化，有无增生、变薄或萎缩。检查者用一手的食指和中指分开小阴唇，暴露并观察阴道前庭、阴道口、尿道口，观察尿道口周围黏膜色泽，阴道口有无异常分泌物附着，处女膜的完整性等。必要时让患者向下用力屏气，观察有无阴道前后壁膨出、子宫脱垂或尿失禁等。

②窥阴器检查：窥阴器大小应根据患者阴道大小和阴道壁松弛度选择。A.放置：检查者戴无菌手套，将窥阴器两叶合拢，旋紧中部螺丝，放松侧部螺丝，用润滑液（根据检查项目的要求可选择生理盐水、液状石蜡或肥皂水）润滑窥阴器两叶，检查者左手食指和拇指将两侧小阴唇分开，暴露阴道口，右手食指和中指夹紧窥阴器两叶，窥阴器把柄与阴道口呈垂直关系，将窥阴器两叶沿阴道侧后壁斜行缓慢插入阴道内，向下、向前推进，再将把柄转至肛门口，逐渐张开两叶，充分暴露宫颈、

阴道壁及阴道后穹隆部。B.检查内容：观察阴道壁黏膜的颜色、皱襞多少，是否存在阴道隔或双阴道等先天性畸形，有无阴道赘生物、溃疡、囊肿等，注意阴道分泌物的量、性状、颜色、气味等。阴道分泌物异常者应取分泌物做白带涂片悬滴检查或培养；观察宫颈的大小、颜色、外口形状，有无柱状上皮异位、裂伤、外翻、息肉、肿瘤、赘生物，宫颈管内有无出血或分泌物，分泌物的量、性状、颜色等，必要时可进行宫颈刮片检查。C.取出窥阴器：应避开宫颈，将两叶合拢，放松侧部螺丝，把柄转成与阴道口呈垂直关系，缓慢取出。

③双合诊：盆腔检查中最重要的一项内容。检查者一手食指与中指涂擦润滑剂后进入阴道，另一手在腹部配合检查称为双合诊。通过双合诊可了解阴道、宫颈、宫体、输卵管、卵巢、宫旁结缔组织及盆腔周围有无异常。检查方法：右手检查者，戴无菌手套，右手食、中两指蘸润滑剂，沿着阴道后壁轻轻插入，检查阴道通畅度和深度，再触诊宫颈的大小、形状、硬度及外口情况，了解有无接触性出血、宫颈举痛。当触及宫颈外口方向朝后时，宫体为前倾；朝前时，宫体为后倾；宫颈外口朝前且阴道内手指伸达后穹隆顶部，且触及宫体时，子宫为后屈。随后将阴道内两指放在宫颈后方，左手掌心朝下手指平放在患者腹部平脐处，当阴道内手指向上向前抬举宫颈时，腹部手指往下按压腹壁，并逐渐向耻骨联合部移动，通过内、外手指同时分别抬举和按压，触及子宫的位置、大小、形状、软硬度、活动度及有无压痛。正常子宫位置一般是前倾略前屈。了解子宫情况后，将阴道内两手指由宫颈后方移向一侧穹隆部，尽可能往上向盆腔深部触及，与此同时，左手从同侧腹壁髂棘水平开始，由上往下按压腹壁，与阴道内手指相互对合，以触摸该侧子宫附件区有无肿块、增厚或压痛。正常情况下输卵管不能触及，卵巢偶尔可触及。

④三合诊：经直肠、阴道、腹部三个部位的联合检查。右手检查者，右手食指进入阴道，中指进入直肠，左手在腹部配合。这种方法可查清盆腔后壁（部）、直肠子宫陷凹、宫骶韧带、直肠阴道隔、骶骨前方及直肠内的情况。所以，三合诊主要用于生殖器官肿瘤、结核、子宫内膜异位症、炎症的检查。

⑤直肠—腹部诊：检查者一手食指进入直肠，另一手在腹部配合检查称为直肠—腹部诊。临床上多用于无性生活史、阴道闭锁、经期不宜做双合诊者。检查内容同双合诊和三合诊。

第四，盆腔检查结果记录。盆腔检查结束后，应将检查结果按解剖部位顺序记录，即按外阴、阴道、宫颈、宫体、附件区的顺序做好检查记录。

外阴：发育情况，婚产式（未婚，已婚或经产式），发现的异常情况应做详细描述。

阴道：通畅度，黏膜情况，分泌物的量、颜色、性状，有无异味及瘙痒等伴随症状。

宫颈：大小、硬度，有无糜烂样改变、撕裂、息肉、囊肿、接触性出血、举痛。

宫体：位置、大小、硬度、活动度、形态、有无压痛。

附件：左右两侧分别记录。有无肿块、增厚、压痛，如出现肿块，应详细描述大小、位置、活动度、表面是否光滑、有无压痛及与子宫、骨盆壁关系。

3. 心理—社会评估

妇科疾病涉及患者隐私问题，如性生活、生育情况等家庭方面的信息，可给家庭和夫妻生活带来影响，患者较易产生羞怯、焦虑、恐惧等心理问题。因此，护理评估妇科疾病的患者，应全面进行社会、心理的评估。

（1）精神状态

通过患者的行为、语言、定向力、判断力有无改变进行评估，评估患者是否存在焦虑、恐惧、自责、绝望等情绪变化。

（2）对疾病的反应

了解患者对疾病的认知程度及态度，面对疾病产生的压力所表现出的应激方法及解决方式，以便于护理人员帮助患者减轻、消除心理问题。

（3）个性特征

评估患者的人格类型，如：依赖型、独立型；紧张型、松弛型；主动型、被动型；内向型、外向型，为制定护理措施提供依据。

（4）社会方面

评估患者的社会经济状况、社会关系、家庭状况、受教育程度、宗教信仰等。

4. 相关检查

一般进行血、尿、大便的三大常规检查，与疾病相关的检查，如盆腔 B 超、X 线、内窥镜等。

（三）护理措施

护理措施是护士为服务对象提供的工作项目及具体实施方法，为协助服务对象达到目标所制定的具体工作内容，是确立护理诊断与目标后的具体实施方案。

1. 护理措施的分类

（1）独立性护理措施。护士运用护理知识和技能能够独立完成的护理活动。护士凭借自己的知识、经验、能力，根据护理诊断，在职责范围内，独立思考、判断、决定的措施。

（2）合作性护理措施。护士与其他医护人员（如医生、护士、理疗师、营养师等）一起合作完成的护理活动。

（3）依赖性护理措施。护士执行医嘱的护理活动，描述了贯彻医疗措施的行为。

2．护理措施的内容

护理措施主要包括病情观察、基础护理、饮食护理、对症护理及术前护理、心理护理、功能锻炼、健康教育等。责任护士根据患者的年龄、文化程度考虑不同的心理护理、功能锻炼、健康教育方式，以适合患者的身心需求，重点在于促进健康，维持功能正常，消除焦虑，预防或减少不良反应。

3．制定护理措施的注意事项

（1）针对性。护理措施是针对预期目标的，一般一个预期目标最好有几项措施。

（2）可行性。护理措施要切实可行，结合患者的身心问题，制定的护理措施应有适当的医疗设备及专业技术、理论知识水平和应用能力等支撑，并考虑配备适合的护理人员的数量。

（3）安全性。保证服务对象的安全，制定的措施以安全为基础。

（4）配合性。有些措施需与医师、营养师及患者商量取得合作。

（5）科学性。应具有科学依据，基于护理科学及相关学科的理论基础之上。

第三章　妊娠期妇女的护理及实践

妊娠是胚胎和胎儿在母体内发育成长的过程。妊娠期妇女的护理十分重要。本章将阐述妊娠期母体的变化、分娩的准备工作、正常妊娠妇女的护理实践。

第一节　妊娠期母体变化解析

妊娠期在胎盘产生的激素作用下，母体各系统发生了一系列适应性的解剖和生理变化，并调整其功能，以满足胎儿生长发育和分娩的需要，同时为产后的哺乳做好准备。熟知妊娠期母体的变化，有助于护理人员帮助孕妇了解妊娠期的解剖及生理方面的变化；减轻孕妇及其家庭由于知识缺乏而引起的焦虑；教育孕妇及其家庭成员处理症状和体征；帮助孕妇识别潜在的或现存的非正常的生理性变化。对患器质性疾病的孕妇，应根据妊娠期发生的变化，考虑能否继续妊娠，积极采取相应的措施。

一、生殖系统

（一）子宫

1. 子宫体

明显增大变软，早期子宫呈球形且不对称，妊娠 12 周时，子宫增大均匀并超出盆腔。妊娠晚期子宫多呈不同程度的右旋，与盆腔左侧有乙状结肠占据有关。宫腔容积由非妊娠时 5mL 增加至妊娠足月时约 5000mL，子宫大小由非妊娠时的 7cm×5cm×3cm 增大至妊娠足月时的 35cm×22cm×25cm。子宫壁厚度非妊娠时约 1cm，妊娠中期逐渐增厚，妊娠末期又渐薄，妊娠足月时约 0.5 ~ 1.0cm。子宫增大不是由于细胞的数目增加，而主要是肌细胞的肥大，胞质内充满具有收缩活性的肌动蛋白和肌浆球蛋白，为临产后子宫阵缩提供物质基础。

子宫各部的增长速度不一。宫底部于妊娠后期增长速度最快，宫体部含肌纤维最多，其次为子宫下段，宫颈部最少。此特点适应临产后子宫阵缩向下依次递减，促使胎儿娩出。

随着子宫增大和胎儿、胎盘的发育，子宫的循环血量逐渐增加。子宫动脉逐渐由非妊娠时的屈曲至妊娠足月时变直，以适应胎盘内绒毛间隙血流量增加的需要。

妊娠足月时，子宫血流量约为 500 ~ 700mL/min，较非孕时增加 4 ~ 6 倍，其中 5% 供应肌层，10% ~ 15% 供应子宫蜕膜层，80% ~ 85% 供应胎盘。宫缩时，肌壁间血管受压，子宫血流量明显减少。

自妊娠 12 ~ 14 周起，子宫出现不规则的无痛性收缩，由腹部可以触及。其特点为稀发、不对称。因宫缩时宫腔内压力不超过 1.3 ~ 2.0 kPa（10 ~ 15mmHg），故无疼痛感觉，称之为 Braxton Hicks 收缩。

2. 子宫峡部

是子宫体与子宫颈之间最狭窄的部分。非妊娠期长约 1cm，随着妊娠的进展，峡部逐渐被拉长变薄，成为子宫腔的一部分，形成子宫下段，临产时长约 7 ~ 10cm。

3. 子宫颈

妊娠早期因充血、组织水肿，宫颈外观肥大、着色，质地软。宫颈管内腺体肥大，宫颈黏液分泌增多，形成黏稠的黏液栓，保护宫腔不受感染。宫颈鳞柱上皮交接部外移，宫颈表面出现糜烂，称假性糜烂。

（二）卵巢

卵巢略增大，停止排卵。一侧卵巢可见妊娠黄体，其分泌雌、孕激素以维持妊娠。妊娠 10 周后，黄体功能由胎盘取代。妊娠 3 ~ 4 月时，黄体开始萎缩。

（三）输卵管

妊娠期输卵管伸长，但肌层无明显肥厚，黏膜上皮细胞变扁平，在基质中可见蜕膜细胞。有时黏膜也可见到蜕膜反应。

（四）阴道

阴道黏膜着色、增厚、皱襞增多，结缔组织变松软，伸展性增加。阴道脱落细胞增多，分泌物增多呈糊状。阴道上皮细胞含糖原增加，乳酸含量增加，使阴道的 pH 降低，不利于一般致病菌生长，有利于防止感染。

（五）外阴

外阴局部充血，皮肤增厚，大小阴唇有色素沉着；大阴唇结缔组织松软，伸展性增加。

二、乳房

妊娠早期乳房开始增大，充血明显，孕妇自觉乳房发胀。乳头增大、着色，易勃起，乳晕着色，乳晕上的皮脂腺肥大形成散在的小隆起，称蒙氏结节（Montgomery tubercles）。胎盘分泌的雌激素刺激乳腺腺管的发育，孕激素刺激乳腺腺泡的发育，垂体生乳素、胎盘生乳素等多种激素，参与乳腺发育完善，为泌乳做准备，但妊娠期间并无乳汁分泌，可能与大量雌、孕激素抑制乳汁生成有关。在妊娠后期，尤其近分娩期，挤压乳房时可有数滴稀薄黄色液体逸出，称初乳（colostrum）。分娩后，新生儿吸吮乳头时，乳汁正式分泌。

三、循环及血液系统

（一）心脏

妊娠后期由于膈肌升高，心脏向左、向上、向前移位，更贴近胸壁，心尖部左移，心浊音界稍扩大。心脏容量从妊娠早期至孕末期约增加10%，心率每分钟增加约10～15次。由于血流量增加、血流加速及心脏移位使大血管扭曲，多数孕妇的心尖区及肺动脉区可闻及柔和的吹风样收缩期杂音，产后逐渐消失。

（二）心搏出量和血容量

心搏出量约自妊娠10周即开始增加，至妊娠32～34周时达高峰，维持此水平直至分娩。临产后，尤其是第二产程期间，心搏出量显著增加。

血容量自妊娠6周起开始增加，至妊娠32～34周时达高峰，约增加35%，平均约增加1500mL，维持此水平至分娩。血浆的增加多于红细胞的增加，血浆约增加1000mL，红细胞约增加500mL，使血液稀释，出现生理性贫血。

如孕妇合并心脏病，在妊娠32～34周、分娩期（尤其是第二产程）及产褥期最初3日之内，因心脏负荷较重，须密切观察病情，防止心力衰竭。

（三）血压

妊娠早期及中期，血压偏低。妊娠晚期，血压轻度升高。一般收缩压没有变化，舒张压因外周血管扩张、血液稀释以及胎盘形成动静脉短路而有轻度降低，从而脉压略增大。孕妇血压受体位影响，坐位时血压略高于仰卧位。

（四）静脉压

妊娠期盆腔血液回流至下腔静脉的血量增加，右旋增大的子宫又压迫下腔静脉使血液回流受阻，使孕妇下肢、外阴及直肠的静脉压增高，加之妊娠期静脉壁扩张，孕妇易发生痔、外阴及下肢静脉曲张。如孕妇长时间仰卧位，可引起回心血量减少，心搏量降低，血压下降，称仰卧位低血压综合征（supine hypotensive syndrome）。

（五）血液成分

（1）红细胞：妊娠期骨髓不断产生红细胞，网织红细胞轻度增加。非孕期妇女的红细胞计数为 $4.2 \times 10^{12}/L$，血红蛋白值约为 130g/L，血细胞比容为 0.38 ~ 0.47；妊娠后，由于血液稀释，红细胞计数约为 $3.6 \times 10^{12}/L$，血红蛋白值约为 110 g/L，血细胞比容降为 0.31 ~ 0.34。为适应红细胞增生、胎儿生长和孕妇各器官生理变化的需要，应在妊娠中、晚期补充铁剂，以防缺铁性贫血。

（2）白细胞：妊娠期白细胞稍增加，约为 $10 \times 10^9/L$，有时可达 $15 \times 10^9/L$，主要为中性粒细胞增加，淋巴细胞增加不多，单核细胞和嗜酸粒细胞均无明显变化。

（3）凝血因子：妊娠期凝血因子 II、V、VII、VIII、IX、X 均增加，仅凝血因子 XI、XIII 降低，使血液处于高凝状态，对预防产后出血有利。血小板数无明显改变。妊娠期血沉加快，可达 100mm/h。

（4）血浆蛋白：由于血液稀释，血浆蛋白在妊娠早期即开始降低，妊娠中期时血浆蛋白值约为 60 ~ 55g/L，主要是白蛋白减少，以后维持此水平至分娩。

四、泌尿系统

由于孕妇及胎儿代谢产物增多，肾脏负担加重。肾血浆流量（renal plasma flow，RPF）及肾小球滤过率（glomemlar filtration rate，GFR）于妊娠早期均增加，并在整个妊娠期维持高水平。GFR 比非妊娠时增加 50%，RPF 则增加 35%。由于 GFR 增加，而肾小管对葡萄糖再吸收能力不能相应增加，故约 15% 的孕妇饭后可出现糖尿，应注意与真性糖尿病相鉴别。RPF 与 GFR 均受体位影响，孕妇仰卧位时尿量增加，故夜尿量多于日尿量。

妊娠早期，由于增大的子宫压迫膀胱，引起尿频，妊娠 12 周以后子宫体高出盆腔，压迫膀胱的症状消失。妊娠末期，由于胎先露进入盆腔，孕妇再次出现尿频，甚至腹压稍增加即出现尿液外溢现象。此现象产后可逐渐消失，孕妇无须减少液体摄入量来缓解症状。

受孕激素影响，泌尿系统平滑肌张力下降。自妊娠中期肾盂及输尿管增粗，蠕动减弱，尿流缓慢，且右侧输尿管受右旋子宫压迫，孕妇易发生肾盂肾炎，且以右侧多见。可用左侧卧位预防。

五、呼吸系统

妊娠早期孕妇的胸廓即发生改变，表现为胸廓横径加宽，周径加大，横膈上升，呼吸时膈肌活动幅度增加。妊娠中期肺通气量增加大于耗氧量，孕妇有过度通气现象，这有利于提供孕妇和胎儿所需的氧气。妊娠后期因子宫增大，腹肌活动幅度减少，使孕妇以胸式呼吸为主，气体交换保持不减。呼吸次数在妊娠期变化不大，每分钟不超过 20 次，但呼吸较深。呼吸道黏膜充血、水肿，易发生上呼吸道感染；妊娠后期因横膈上升，平卧后有呼吸困难感，睡眠时稍垫高头部可减轻症状。

六、消化系统

妊娠早期（约停经 6 周左右），约有半数妇女出现不同程度的恶心，或伴呕吐，尤其于清晨起床时更为明显。食欲与饮食习惯也有改变，如食欲不振，喜食酸咸食物，厌油腻，甚至偏食等，称早孕反应，一般于妊娠 12 周左右自行消失。

由于雌激素影响，牙龈充血、水肿、增生，晨间刷牙时易有牙龈出血。孕妇常有唾液增多，有时有流涎。

由于孕激素的影响，胃肠平滑肌张力下降使蠕动减少、减弱，胃排空时间延长，易有上腹部饱胀感。妊娠中、晚期，由于胃部受压及幽门括约肌松弛，胃内酸性内容物可回流至食管下部，产生"灼热"感。肠蠕动减弱，易便秘。

七、内分泌系统

妊娠期腺垂体增大 1～2 倍，嗜酸细胞肥大、增多，形成"妊娠细胞"。约于产后 10 日左右恢复。产后有出血性休克者，可使增生、肥大的垂体缺血、坏死，导致希恩综合征（Sheehans syndrome）。

由于妊娠黄体和胎盘分泌大量雌、孕激素对下丘脑及垂体的负反馈作用，使促性腺激素分泌减少，故孕期无卵泡发育成熟，也无排卵。垂体催乳素随妊娠进展而增量，至分娩前达高峰，为非妊娠期的 20 倍，与其他激素协同作用，促进乳腺发育，为产后泌乳做准备。促甲状腺激素（TSH）、促肾上腺皮质激素（ACTH）分泌增多，但因游离的甲状腺素及皮质醇不多，孕妇没有甲状腺、肾上腺皮质功能亢进的表现。

八、皮肤

妊娠期垂体分泌促黑素细胞激素增加，使黑色素增加，加之雌激素明显增多，使孕妇面颊、乳头、乳晕、腹白线、外阴等处出现色素沉着。面颊呈蝶形分布的褐色斑，习称妊娠斑，于产后逐渐消退。

随着妊娠子宫增大，孕妇腹壁皮肤弹力纤维过度伸展而断裂，使腹壁皮肤出现紫色或淡红色不规则平行的裂纹，称妊娠纹，产后变为银白色，持久不退。

九、新陈代谢

（一）基础代谢率

于妊娠早期略下降，妊娠中期略增高，妊娠晚期可增高 15% ～ 20%。

（二）体重

体重于妊娠 12 周前无明显变化，以后体重平均每周增加 350g，正常不应超过 500g，至妊娠足月时，体重平均约增加 12.5kg，包括胎儿、胎盘、羊水、子宫、乳房、血液、组织间液、脂肪沉积等。

（三）糖类代谢

妊娠期胰岛功能旺盛，胰岛素分泌增加，血液中胰岛素增加，故孕妇空腹血糖略低于非孕妇女，糖耐量试验显示血糖增幅大且恢复延迟。

（四）脂肪代谢

妊娠期肠道吸收脂肪能力增强，血脂增高，脂肪较多存积。妊娠期能量消耗多，糖原储备少。当能量消耗过多时，体内动用大量脂肪，血中酮体增加，容易发生酮血症。孕妇尿中出现酮体，多见于妊娠剧吐或产程过长、能量消耗过大使糖原储备量相对减少时。

（五）蛋白质代谢

孕妇妊娠期间对蛋白质需求增加，呈正氮平衡。孕妇体内储备的氮，除供给胎儿生长发育、子宫增大、乳房发育的需要外，还要为分娩期的消耗做好准备。

（六）水代谢

妊娠期间，机体水分平均增加约 7L，水钠潴留与排泄形成适当的比例而不致水肿。但妊娠末期因组织间液增加 1 ～ 2L 可导致水肿发生。

（七）矿物质代谢

胎儿生长发育需要大量的钙、磷、铁。胎儿骨骼及胎盘形成，需要较多的钙，近足月妊娠的胎儿体内含钙约 25g，磷 24g，绝大部分是在妊娠末期 2 个月内积累的，故至少应于妊娠后 3 个月补充维生素及钙，以提高血钙含量。胎儿造血及酶的合成需要较多的铁，孕妇体内储存铁量不够，需要补充铁剂，以免因血清铁值下降而发生缺铁性贫血。

十、骨骼、关节及韧带

妊娠期间，骨质通常无变化。部分孕妇自觉腰骶部及肢体疼痛不适，可能与松弛素使骨盆韧带及椎骨间的关节、韧带松弛有关。妊娠晚期，孕妇身体重心前移，为保持身体平衡，孕妇腰部向前挺出，头部、肩部向后仰，形成孕妇特有的姿势。

十一、心理及社会调适

妊娠期，孕妇及家庭成员的心理会随着妊娠的进展而有不同的变化。虽然妊娠是一种自然的生理现象，但对妇女而言，仍是一生中一件独特的事件，是一种挑战，是家庭生活的转折点，因此会伴随不同程度的压力和焦虑。随着新生命的来临，家庭中角色发生重新定位和认同，原有的生活形态和互动情形也发生改变。因此，准父母的心理及社会方面需要重新适应和调整。一个妇女对妊娠的态度取决于：她成长的环境（当她还是一个孩子的时候从家人那里得知的有关妊娠的信息）；成年时所处的社会和文化环境；另外影响妇女及其丈夫对妊娠的态度的因素还有：文化背景、个人经历、朋友和亲属的态度。

妊娠期良好的心理适应有助于产后亲子关系的建立及母亲角色的完善。了解妊娠期孕妇及家庭成员的心理变化，护理人员可给予适当的护理照顾，使孕妇及家庭能妥当地调适，迎接新生命的来临。孕妇常见的心理反应有：

（1）惊讶和震惊。在怀孕初期，不管是否是计划中妊娠，几乎所有的孕妇都会产生惊讶和震惊的反应。

（2）矛盾心理。在惊讶和震惊的同时，孕妇可能会出现爱恨交加的矛盾心理，尤其是原先未计划怀孕的孕妇。此时既享受怀孕的欢愉，又觉得怀孕不是时候，可能是因工作、学习等原因暂时不想要孩子或因计划生育原因不能生孩子所致；也可能是由于初为人母，缺乏抚养孩子的知识和技能，又缺乏可以利用的社会支持系统；经济负担过重；或工作及家庭条件不许可；或第一次妊娠，对恶心、呕吐等生理性变化无所适从所致。当孕妇自觉胎儿在腹中活动时，多数孕妇会改变当初对怀孕的态度。

（3）接受妊娠。早期，孕妇对妊娠的感受仅仅是停经后的各种不适反应，并未真实感受到"胎儿"的存在。随着妊娠进展，尤其是胎动的出现，孕妇真正感受到"孩子"的存在，出现了"筑巢反应"，计划为孩子购买衣服、睡床等，关心孩子的喂养和生活护理等方面的知识，给未出生的孩子起名字、猜测性别等，甚至有些孕妇在计划着孩子未来的职业。

妊娠晚期，因子宫明显增大，给孕妇在体力上加重负担，行动不便，甚至出现了睡眠障碍、腰背痛等症状，大多数孕妇都切盼分娩日期的到来。随着预产期的临近，孕妇常因婴儿将要出生而感到愉快，又因可能产生的分娩痛苦而焦虑，担心能否顺利分娩、分娩过程中母儿安危、胎儿有无畸形，也有的孕妇担心婴儿的性别能否为家人接受等。

（4）情绪波动。孕妇的情绪波动起伏较大，可能是由于体内激素的作用。往往表现为易激动，为一些极小的事情而生气、哭泣。可能是这星期能接受的事情，下星期会觉得忍受不了，常使配偶觉得茫然不知所措，严重者会影响夫妻间感情。

（5）内省。妊娠期孕妇表现出以自我为中心，变得专注于自己及身体，注重穿着、体重和一日三餐，同时也较关心自己的休息，喜欢独处，这种专注使孕妇能计划、调节、适应，以迎接新生儿的来临。内省行为可能会使配偶及其他家庭成员感受冷落而影响相互之间的关系。

美国妇产科护理学专家鲁宾（Rubin，1984）提出妊娠期孕妇为接受新生命的诞生，维持个人及家庭的功能完整，必须完成4项孕期母性心理发展任务：

（1）确保自己及胎儿能安全顺利地度过妊娠期、分娩期。为了确保自己和胎儿的安全，孕妇的注意力集中于胎儿和自己的健康，寻求良好的产科护理方面的知识。如阅读有关书籍、遵守医师的建议和指示，使整个妊娠保持最佳的健康状况；孕妇会自觉听从建议，补充维生素，摄取均衡饮食，保证足够的休息和睡眠等。

（2）促使家庭重要成员接受孩子的出生会对整个家庭产生影响。最初是孕妇自己不接受新生儿，随着妊娠的进展，尤其是胎动的出现，孕妇逐渐接受了孩子，并开始寻求家庭重要成员对孩子的接受和认可。在此过程中，配偶是关键人物，由于他的支持和接受，孕妇才能完成孕期心理发展任务和形成母亲角色的认同。

（3）学习对孩子贡献自己。无论是生育或养育新生儿，都包含了许多给予的行为。孕妇必须发展自制的能力，学习延迟自己的需要以迎合另一个人的需要。在妊娠过程中，她必须开始调整自己，以适应胎儿的成长，从而顺利担负起产后照顾孩子的重任。

（4）情绪上与胎儿连成一体。随着妊娠的进展，孕妇和胎儿建立起亲密的感情，尤其是胎动产生以后。孕妇常借着抚摸、对着腹部讲话等行为表现她对胎儿的情感。如果幻想理想中孩子的模样，会使她与孩子更加亲近。这种情绪及行为的表现将为她日后与新生儿建立良好情感奠定基础。

第二节　分娩的准备工作

多数妇女，尤其是初产妇，由于缺乏有关分娩方面的一些知识，加之对分娩时疼痛和不适的错误理解，对分娩过程中自身和胎儿安全的担忧等，会使产妇产生焦虑和恐惧心理，而这些心理问题又会影响产程的进展和母婴的安全，因此，帮助孕妇做好分娩的准备是非常必要的。分娩的准备包括：识别先兆临产、分娩物品的准备、分娩时不适的应对技巧等。

一、先兆临产

分娩发动前，出现预示孕妇不久即将临产的症状，称之为先兆临产（threatened labor）。

（一）假临产（false labor）

孕妇在分娩发动前，常会出现假临产，其特点为：宫缩持续时间短且不恒定，间歇时间长而不规则；宫缩的强度不加强；不伴随出现宫颈管消失和宫颈口扩张；常在夜间出现，白天消失；给予镇静剂可以抑制假临产。

（二）胎儿下降感

随着胎先露下降入骨盆，宫底随之下降，多数孕妇会感觉上腹部较前舒适，进食量也增加，呼吸轻快。由于胎先露入盆压迫了膀胱，孕妇常出现尿频症状。

（三）见红（show）

在分娩发动前 24 ～ 48 小时，因宫颈内口附近的胎膜与该处的子宫壁分离，毛细血管破裂经阴道排出少量血液，与宫颈管内的黏液相混排出，称之为见红，是分娩即将开始的比较可靠的征象。但若出血量超过月经量，则不应认为是见红，而可能为妊娠晚期出血性疾病。

二、分娩的物品准备

产前帮助缺乏抚养孩子知识和技能、又缺乏社会支持系统的年轻准父母，指导其准备好产妇和新生儿用物。

母亲的用物准备包括：足够的消毒卫生巾、内裤，大小合适的胸罩，数套替换的内衣，以及吸奶器（以备吸空乳汁用）等。

新生儿衣物宜柔软、舒适、宽大、便于穿脱，衣缝宜在正面不摩擦新生儿皮肤，衣服、尿布宜选用质地柔软、吸水、透气性好的纯棉织品，因新生儿皮肤柔嫩，易受损伤而引起感染。婴儿衣物宜用柔和、无刺激性的肥皂和清洁剂洗涤。此外还要准备婴儿包被、毛巾、梳子、围嘴、爽身粉、温度计等。对不能进行母乳喂养者，还要准备奶瓶、奶粉、奶嘴等。

另外，可采用上课、看录像等形式讲解新生儿喂养及护理知识，宣传母乳喂养的好处，示教如何给新生儿洗澡、换尿布等。

三、产前运动

妊娠期间做运动的目的是减轻身体的不适，伸展会阴部肌肉，使分娩得以顺利进行；同时可强化肌肉，以助产后身体迅速有效地恢复。产前运动包括：

（一）腿部运动

以手扶椅背，左腿固定，右腿做 360° 的转动，做毕后还原。换腿继续做。目的是增进骨盆肌肉的强韧度，增加会阴部肌肉的伸展性。

（二）腰部运动

手扶椅背，慢慢吸气，同时手背用力，使身体重心集中于椅背上，脚尖立起使身体抬高，腰部伸直后使下腹部紧靠椅背，然后慢慢呼气的同时，手背放松，脚还原。目的在于减轻腰背部疼痛，并可在分娩时增加腹压及会阴部肌肉的伸展性。以上两运动在妊娠早期即可开始做。

（三）盘腿坐式

平坐于床上，两小腿平行交接，一前一后，两膝远远分开，注意两小腿不可重叠。可在看电视或聊天时采取此姿势。目的是强化腹股沟肌肉及关节处韧带之张力，预防妊娠末期膨大子宫的压力所产生的痉挛或抽筋；伸展会阴部肌肉。

（四）盘坐运动

平坐于床上，将两踝骨并拢，两膝分开，两手轻放于两膝上，然后用手臂力量，将把膝盖慢慢压下，配合深呼吸运动，再把手放开，持续 2 ~ 3 分钟。目的是加强小腿肌肉张力，避免腓肠肌痉挛。以上两项运动可在妊娠 3 个月后进行。

（五）骨盆与背摇摆运动

平躺仰卧，双腿屈曲，两腿分开与肩同宽，用足部和肩部的力量，将背部与臀部轻轻抬起，然后并拢双膝，收缩臀部肌肉，再分开双膝，将背部与臀部慢慢放下。重复运动 5 次。目的在于锻炼骨盆底及腰背部肌肉增加其韧性和张力。

（六）骨盆倾斜运动

双手和双膝支撑于床上，两手背沿肩部垂直，大腿沿臀部垂下，利用背部与腹部的缩摆运动。此项活动可以采取仰卧位或站立式进行。

（七）脊柱伸展运动

平躺仰卧，双手抱住双膝关节下缘使双膝弯曲，头部与上肢向前伸展，使脊柱、背部至臀部肌肉弯曲成弓字形，将头与下巴贴近胸部，然后放松，恢复平躺姿势。

以上三项运动可以减轻腰背部酸痛，通常在妊娠 6 个月以后开始进行。

（八）双腿抬高运动

平躺仰卧，双腿垂直抬高，足部抵住墙，每次持续 3 ~ 5 分钟。目的在于伸展脊椎骨，锻炼臀部肌肉张力，促进下肢血液循环。

孕妇进行产前运动时，要注意：怀孕 3 个月后开始锻炼，循序渐进，持之以恒；锻炼之前排空大小便；如有流产、早产现象应停止锻炼，并执行相应的医嘱。

四、减轻分娩不适的方法

目前有多种方式可协助减轻分娩时的疼痛。所有这些方法都依据 3 个重要的前提：①孕妇在分娩前已获得有关分娩方面的知识，在妊娠后 8、9 个月时已进行过腹式呼吸运动的练习，且已会应用腹式呼吸运动来减轻分娩时的不适；②临产后子宫阵缩时，如果能保持腹部放松，且子宫收缩时能向上自由地顶到腹部的话，则阵痛的不适感会减轻；③疼痛的知觉会借分散注意力的技巧而得到缓解。

目前常用的减轻分娩时不适的方法有：

（一）拉梅兹分娩法

又称"精神预防法"，由法国医师拉梅兹提出，是目前使用较广的预习分娩法。首先，根据巴甫洛夫（Pavlov）条件反射的原理，在分娩过程中，训练产妇当听到口令"开始收缩"或感觉收缩开始时，使自己自动放松；其次，产妇要学习集中精神于自己的呼吸上，并且专注于某一特定目标，排斥其他现象，即利用先占据脑中用以识别疼痛的神经细胞，使痛的冲动无法被识别，从而达到减轻疼痛的目的。具体应用方法如下：

1. 廓清式呼吸

所有的呼吸运动在开始和结束前均深吸一口气后再完全吐出。目的在于减少快速呼吸而造成过度换气，从而保证胎儿的氧气供应。

2. 放松技巧

首先通过有意识地刻意放松某些肌肉进行练习，然后逐渐放松全身肌肉。产妇无皱眉、握拳或手臂僵直等肌肉紧张现象。放松的方法多样，也可通过触摸紧张部位、想象某些美好事物或听轻松愉快的音乐来达到放松目的，使全身肌肉放松，在分娩过程中不致因不自觉的紧张而造成不必要的肌肉用力和疲倦。

3. 意志控制的呼吸

孕妇平躺于床上，头下、膝下各置一小枕。用很轻的方式吸满气后，再用稍强于吸气的方式吐出，注意控制呼吸的节奏。

在宫缩早期，用缓慢而有节奏性的胸式呼吸，频率为正常呼吸的 1/2；随着产程进展，宫缩的频率和强度增加，此时用浅式呼吸，频率为正常呼吸的 2 倍；当宫口开大到 7～8cm 时，产妇的不适感最严重，此时选择喘息——吹气式呼吸，方法是先快速地呼吸 4 次后用力吹气 1 次，并维持此节奏。此比率也可提升为 6：1 或 8：1，产妇视自己情况调整。注意不要造成过度换气。

4. 画线按摩法

孕妇用双手指尖在腹部做环形运动。做时压力不宜太大，以免引起疼痛，也不宜太小，引起酥痒感。也可以单手在腹部用指尖做横 8 字形按摩。如腹部有监护仪，则可按摩两侧大腿。

（二）瑞德法

由英国医师迪克·瑞德（Dick Read）所提出。其原理为：恐惧会导致紧张，因而造成或强化疼痛。若能打破恐惧—紧张—疼痛的链环，便能减轻分娩时收缩引起的疼痛。瑞德法也包括采用放松技巧和腹式呼吸技巧。具体做法为：

1. 放松技巧

孕妇先侧卧，头下垫一小枕，让腹部的重量施于床垫上，身体的任一部位均不交叠，练习方法类似于拉梅兹法。

2. 腹式呼吸

孕妇平躺，集中精神使腹肌提升，缓慢地呼吸，每分钟呼吸1次（30秒吸气，30秒呼气）。在分娩末期，当腹式呼吸已不足以应付时，可改用快速的胸式呼吸。此法目的在于转移注意力，减轻全身肌肉的紧张性；迫使腹部肌肉升起，使子宫能在收缩时轻松而不受限制；维持子宫良好的血液供应。

（三）布莱德雷法（丈夫教练法）

由罗伯特·布莱德雷（Robert Bradley）医师提出，通常称为"丈夫教练法"。其放松和控制呼吸技巧同前，主要强调丈夫在妊娠、分娩和新生儿出生后最初几天中的重要性。在分娩过程中，他可以鼓励产妇适当活动来促进产程，且可以指导产妇用转移注意力的方法来减轻疼痛。

五、护理程序在分娩准备中的应用

在分娩准备中应用护理程序可以帮助护士识别孕妇对分娩的准备情况，并发现需要指导的问题。

（一）护理评估

（1）评估影响孕妇接受分娩准备的影响因素，如受教育程度、既往孕产史、文化及宗教因素等。

（2）评估孕妇缺乏哪些有关分娩方面的知识及实际准备情况。

（3）评估影响孕妇学习的因素，如理解和接受能力、学习态度、环境以及丈夫和主要家庭成员的支持等。

（二）护理诊断／问题

知识缺乏：缺乏有关分娩方面的知识。

焦虑与担心分娩不适有关。

（三）预期目标

（1）孕妇能叙述与分娩相关的知识。

（2）孕妇能正确示范应对分娩期疼痛的技巧。

（四）护理措施

（1）向孕妇系统讲解有关分娩准备方面的知识。可利用上课、看录像、发健康教育处方等形式进行。

（2）讲解有关减轻分娩不适的应对技巧。可用示范、反示范、角色扮演等形式进行。

（3）鼓励孕妇提问，并对错误概念加以澄清。

（4）鼓励孕妇说出心中的焦虑，给予针对性的心理支持。

（5）协助其配偶参与分娩准备过程，使妊娠、分娩成为更有意义的家庭经验。

（五）结果评价

（1）孕妇能叙述分娩准备的具体内容。

（2）孕妇示范用呼吸控制的技巧来应对分娩时的不适。

第三节　正常妊娠孕妇的护理实践

定期产前检查的目的是明确孕妇和胎儿的健康状况，及早发现并治疗妊娠合并症和并发症（如妊娠期高血压疾病、妊娠合并心脏病等），及时纠正胎位异常，及早发现胎儿发育异常。产前护理评估主要是通过定期产前检查来实现，收集完整的病史资料、体格检查，为孕妇提供连续的整体护理。

围生医学（perinatology）又称围产医学，是研究在围生期内加强围生儿及孕产妇的卫生保健，也是研究胚胎的发育、胎儿的生理病理以及新生儿和孕产妇疾病的诊断与防治的科学。因此，围生期是指产前、产时和产后的一段时间。对孕产妇而言，要经历妊娠、分娩和产褥期3个阶段。对胎儿而言，要经历受精、细胞分裂、繁殖、发育，从不成熟到成熟和出生后开始独立生活的复杂变化过程。

国际上对围生期的规定有4种：①围生期Ⅰ：从妊娠满28周（即胎儿体重≥1000g或身长＞35cm）至产后1周。②围生期Ⅱ：从妊娠满20周（即胎儿体重，＞500g或身长＞25cm）至产后4周。③围生期Ⅲ：从妊娠满28周至产后4周。④围生期Ⅳ：从胚胎形成至产后1周。我国采用其中的围生期Ⅰ来计算围生期死亡率。

一、护理评估

（一）病史

1. 健康史

（1）个人资料

①年龄：年龄过小者容易发生难产；年龄过大，尤其是35岁以上的高龄初产妇，容易并发妊娠期高血压疾病、产力异常和产道异常，应予以重视。

②职业：放射线能诱发基因突变，造成染色体异常。因此，妊娠早期接触放射线者，可造成流产、胎儿畸形。如有铅、汞、苯及有机磷农药、一氧化碳中毒等，均可引起胎儿畸形。

③其他：孕妇的受教育程度、宗教信仰、婚姻状况、经济状况，以及住址、电话等资料。

（2）目前健康状况：问孕妇过去的饮食习惯，包括饮食形态、饮食内容和摄入量；怀孕后饮食习惯有无改变，有何改变，早孕反应对孕妇饮食的影响程度等。询问孕妇的休息与睡眠情况、排泄情况、日常活动与自理情况和有无特殊嗜好。

（3）过去史：重点了解有无高血压、心脏病、糖尿病、肝肾疾病、血液病、传染病（如结核病）等，注意其发病时间和治疗情况，有无手术史及手术名称；既往有无胃肠道疾病史；有无甲状腺功能亢进或糖尿病等内分泌疾病史；有无食物过敏史。

（4）月经史：询问月经初潮的年龄、月经周期和月经持续时间。月经周期的长短因人而异，了解月经周期有助于准确推算预产期。

（5）家族史：询问家族中有无高血压、糖尿病、双胎、结核病等病史。

（6）丈夫健康状况：了解孕妇的丈夫有无烟酒嗜好及遗传性疾病等。

2. 孕产史

（1）既往孕产史：了解既往的孕产史及其分娩方式，有无流产、早产、难产、死胎、死产、产后出血史。

（2）本次妊娠经过：了解本次妊娠早孕反应出现的时间、严重程度，有无病毒感染史及用药情况，胎动开始时间，妊娠过程中有无阴道流血、头痛、心悸、气短、下肢水肿等症状。现已证实：风疹、疱疹、巨细胞病毒可通过胎盘进入胎儿血液，导致先天性心脏病、小头畸形、脑积水、眼耳等发育畸形；流感病毒引起胎死宫内较未感染者高。另外，妊娠期很多药物可通过胎盘进入胚胎体内，故在妊娠期，尤其是在妊娠早期，用药前必须慎重考虑是否影响胚胎发育。

3. 预产期的推算

问清末次月经（last menstrual period，LMP）的日期，推算预产期（expected

date of confinement，EDC）。计算方法为：末次月经第一日起，月份减 3 或加 9，日期加 7。如为阴历，月份仍减 3 或加 9，但日期加 15。实际分娩日期与推算的预产期可以相差 1 ~ 2 周。如孕妇记不清末次月经的日期，则可根据早孕反应出现时间、胎动开始时间以及子宫高度等加以估计。

（二）身体评估

1. 全身检查

观察发育、营养、精神状态、身高及步态。身材矮小者（145cm 以下）常伴有骨盆狭窄。检查心肺有无异常，乳房发育情况，脊柱及下肢有无畸形。测量血压和体质量，计算 BMl。正常孕妇不应超过 140/90mmHg，或与基础血压相比，升高不超过 30/15mmHg，超过者属病理状态。妊娠晚期体重每周增加不应超过 500g，超过者应注意水肿或隐性水肿的发生。

2. 产科检查

产科检查包括腹部检查、骨盆测量、阴道检查、肛诊和绘制妊娠图。检查前先告知孕妇检查的目的、步骤，检查时动作尽可能轻柔，以取得合作。检查者如为男医师，则应有护士陪同，注意保护被检查者的隐私。

（1）腹部检查：排尿后，孕妇仰卧于检查床上，头部稍抬高，露出腹部，双腿略屈曲分开，放松腹肌。检查者站在孕妇右侧。

①视诊：注意腹形及大小，腹部有无妊娠纹、手术瘢痕和水肿。对腹部过大者，应考虑双胎、羊水过多、巨大儿的可能；对腹部过小、子宫底过低者，应考虑胎儿生长受限、孕周推算错误等；如孕妇腹部向前突出（尖腹，多见于初产妇）或向下悬垂（悬垂腹，多见于经产妇），应考虑有骨盆狭窄的可能。

②触诊：注意腹壁肌肉的紧张度，有无腹直肌分离，注意羊水量的多少及子宫肌的敏感度。用手测宫底高度，用软尺测耻骨上方至子宫底的弧形长度及腹围值。用四步触诊法（four maneuvers of Leopold）检查子宫大小、胎产式、胎先露、胎方位及先露是否衔接。在做前 3 步手法时，检查者面向孕妇，做第 4 步手法时，检查者应面向孕妇足端。

第一步手法：检查者双手置于子宫底部，了解子宫外形并摸清子宫底高度，估计胎儿大小与妊娠月份是否相符。然后以双手指腹相对轻推，判断子宫底部的胎儿部分，如为胎头，则硬而圆且有浮球感，如为胎臀，则软而宽且形状略不规则。

第二步手法：检查者两手分别置于腹部左右两侧，一手固定，另一手轻轻深按检查，两手交替，分辨胎背及胎儿四肢的位置。平坦饱满者为胎背，确定胎背是向前、侧方或向后；可变形的高低不平部分是胎儿的肢体，有时可以感觉到胎儿肢体活动。

第三步手法：检查者右手置于耻骨联合上方，拇指与其余4指分开，握住胎先露部，进一步查清是胎头或胎臀，并左右推动以确定是否衔接。如先露部仍高浮，表示尚未入盆；如已衔接，则胎先露部不能被推动。

第四步手法：检查者两手分别置于胎先露部的两侧，向骨盆入口方向向下深压，再次判断先露部的诊断是否正确，并确定先露部入盆的程度。当胎先露是胎头或胎臀难以确定时，可进行肛诊以协助判断。

③听诊：胎心音在靠近胎背侧上方的孕妇腹壁上听得最清楚。枕先露时，胎心音在脐下方右或左侧；臀先露时，胎心音在脐上方右或左侧；肩先露时，胎心音在脐部下方听得最清楚。当腹壁紧、子宫较敏感、确定胎背方向有困难时，可借助胎心音及胎先露综合分析判断胎位。

（2）骨盆测量：了解骨产道情况，以判断胎儿能否经阴道分娩。分为骨盆外测量和骨盆内测量两种。

①骨盆外测量：此法常测量下列径线。

A. 髂棘间径（interspinal diameter，IS）：孕妇取伸腿仰卧位，测量两侧髂前上棘外缘的距离，正常值为23～26cm。

B. 髂嵴间径（intercristal diameter，IC）：孕妇取伸腿仰卧位，测量两侧髂嵴外缘最宽的距离，正常值为25～28cm。

以上两径线可间接推测骨盆入口横径的长度。

C. 骶耻外径（external conjugate，EC）：孕妇取左侧卧位，右腿伸直，左腿屈曲，测量第五腰椎棘突下凹陷处（相当于腰骶部米氏菱形窝的上角）至耻骨联合上缘中点的距离，正常值18～20cm。此径线可间接推测骨盆入口前后径长短，是骨盆外测量中最重要的径线。

D. 坐骨结节间径（transverse outlet，TO）：又称出口横径。孕妇取仰卧位，两腿屈曲，双手抱膝。测量两侧坐骨结节内侧缘之间的距离，正常值为8.5～9.5cm，平均值9cm。如出口横径小于8cm，应测量出口后矢状径（坐骨结节间径中点至骶尖），正常值为9cm。出口横径与出口后矢状径之和大于15cm者，一般足月胎儿可以娩出。

E. 耻骨弓角度（angle of pubic arch）：用两拇指尖斜着对拢，放于耻骨联合下缘，左右两拇指平放在耻骨降支的上面，测量两拇指之间的角度即为耻骨弓角度。正常为900，小于800为异常。

中华医学会妇产科分会产科学组制订的《孕前和孕期保健指南(第1版)》认为，已有充分的证据表明骨盆外测量并不能预测产时头盆不称，因此，孕期不需要常规进行骨盆外测量。对于阴道分娩者，妊娠晚期可测定骨盆出口径线。

②骨盆内测量：适用于骨盆外测量有狭窄者。测量时，孕妇取膀胱截石位，外阴消毒，检查者须戴消毒手套并涂以润滑油。常用径线有：

A. 对角径（diagonal conjugate，DC）：也称骶耻内径，是自耻骨联合下缘至骶岬上缘中点的距离。检查者一手示、中指伸入阴道，用中指尖触骶岬上缘中点，示指上缘紧贴耻骨联合下缘，并标记示指与耻骨联合下缘的接触点。中指尖至此接触点的距离，即为对角径。正常值为 12.5～13cm，此值减去 1.5～2cm，即为真结合径值，正常值为 11cm。如触不到骶岬，说明此径线大于 12.5cm。测量时期以妊娠 24～36 周、阴道松软时进行为宜，36 周以后测量应在消毒情况下进行。

B. 坐骨棘间径（biischial diameter）：测量两侧坐骨棘间的距离。正常值约 10cm。检查者一手的示指、中指伸入阴道内，分别触及两侧坐骨棘，估计其间的距离。

C. 坐骨切迹宽度：为坐骨棘与骶骨下部间的距离，即骶骨韧带的宽度，代表中骨盆后矢状径。检查者将伸入阴道内的示指、中指并排置于韧带上，如能容纳 3 横指（约 5～5.5cm）为正常，否则属中骨盆狭窄。

（3）阴道检查：确诊早孕时即应行阴道检查已如前述。妊娠最后一个月以及临产后，应避免不必要的检查。如确实需要，则需外阴消毒及戴消毒手套，以防感染。

（4）肛诊：以了解胎先露部、骶骨前面弯曲度、坐骨棘及坐骨切迹宽度以及骶骨关节活动度。

（5）绘制妊娠图（pregnogram）：将各项检查结果如血压、体重、宫高、腹围、胎位、胎心率等填于妊娠图中，绘成曲线图，观察动态变化，及早发现并处理孕妇或胎儿的异常情况。

（三）心理以及社会评估

1. 妊娠早期评估

孕妇对妊娠的态度是积极的还是消极的，有哪些影响因素。当孕妇自觉胎动时，多数孕妇会改变当初对妊娠的态度；评估孕妇对妊娠的接受程度。孕妇接受妊娠的程度，可从以下几个方面来评估：孕妇遵循产前指导的能力，筑巢行为，能否主动地或在鼓励下谈论怀孕的不适、感受和困惑，怀孕过程中与家人和丈夫的关系等。

2. 妊娠中、晚期评估

孕妇对妊娠有无不良的情绪反应，对即将为人母和分娩有无焦虑和恐惧心理。孕妇到妊娠中、晚期，强烈意识到将要有一个小孩，同时，妊娠晚期子宫明显增大，给孕妇在体力上加重负担，行动不便，甚至出现了睡眠障碍、腰背痛等症状，日趋加重，使大多数孕妇都急切盼望分娩日期的到来。随着预产期的临近，孕妇常因婴儿将要出生而感到愉快，但又因对分娩将产生的痛苦而焦虑，担心能否顺利分娩、分娩过程中母儿安危、胎儿有无畸形，也有的孕妇担心婴儿的性别能否为家人接受等。

评估支持系统，尤其是丈夫对此次妊娠的态度。怀孕对准父亲而言，也是一项心理压力，因为初为人父，准父亲会经历与准母亲同样的情感和冲突。他可能会为自己有生育能力而骄傲，也会为即将来临的责任和生活形态的改变而感到焦虑。他会为妻子在怀孕过程中的身心变化而感到惊讶与迷惑，更时常要适应妻子怀孕时多变的情绪而不知所措。因此，评估准父亲对怀孕的感受和态度，才能有针对性地协助他承担父亲角色，继而成为孕妇强有力的支持者。

评估孕妇的家庭经济情况、居住环境、宗教信仰以及孕妇在家庭中的角色等。

（四）高危因素评估

重点评估孕妇是否存在下列高危因素：年龄 <18 岁或 ≥ 35 岁；残疾；遗传性疾病史；既往有无流产、异位妊娠、早产、死产、死胎、难产、畸胎史；有无妊娠合并症如：心脏病、肾病、肝病、高血压、糖尿病等；有无妊娠并发症如：妊娠期高血压疾病、前置胎盘、胎盘早剥、羊水异常、胎儿生长受限、过期妊娠、母儿血型不符等。

二、相关检查

（一）常规检查

血常规、尿常规、血型（ABO 和 RH）、肝功能、肾功能、空腹血糖、HBsAg、梅毒螺旋体、HIV 筛查等。

（二）超声检查

妊娠 18 ~ 24 周时进行胎儿系统超声检查，筛查胎儿有无严重畸形；超声检查可以观察胎儿生长发育情况、羊水量、胎位、胎盘位置、胎盘成熟度等。

（三）GDM 筛查

先行 50 g 葡萄糖筛查（GCT），如 7.2mmol/L ≤ 血糖 ≤ 11.1mmol/L，则进行 75g OGTY；若 ≥ 11.1mmol/L，则测定空腹血糖。国际最近推荐的方法是可不必先行 50g GCT，有条件者可直接行 75g OGT，其正常上限为空腹血糖 5.1mmol/L，1h 血糖为 10.0mmol/L，2h 血糖为 8.5mmol/L。或者通过检测空腹血糖作为筛查标准。

三、护理措施

（一）一般护理

告知孕妇产前检查的意义和重要性，预约下次产前检查的时间和产前检查内容。一般情况下产前检查从确诊早孕开始，妊娠 28 周前每 4 周查 1 次，妊娠 28 周后每 2 周查 1 次，妊娠 36 周后每周查 1 次，直至分娩。《孕前和孕期保健指南（第 1 版）》推荐的产前检查孕周分别为：妊娠 6 ~ 13 周[+6]，14 ~ 19 周[+6]，20 ~ 23

周 +6，24 ~ 28 周，30 ~ 32 周，33 ~ 36 周，37 ~ 41 周。凡属高危妊娠者，应酌情增加产前检查次数。

（二）心理护理

了解孕妇对妊娠的心理适应程度，可在每一次产前检查接触孕妇时进行。鼓励孕妇抒发内心感受和想法，针对其需要解决问题。如孕妇一味地抱怨身体不适，须判断是否有其他潜在的心理问题，才能找出症结所在。

妊娠后随着胎儿的发育，子宫逐渐增大，孕妇体型也随之发生改变，这是正常的生理现象，产后体型将逐渐恢复。给孕妇提供心理支持，帮助孕妇清除由体型改变而产生的不良情绪。

告诉孕妇，母体是胎儿生活的小环境，孕妇的生理和心理活动都会波及胎儿，要保持心情愉快、轻松。孕妇的情绪变化可以通过血液和内分泌调节的改变对胎儿产生影响，如孕妇经常心境不佳、焦虑、恐惧、紧张、悲伤等，会使胎儿脑血管收缩，减少脑部供血量，影响脑部发育。过度的紧张、恐惧甚至可以造成胎儿大脑发育畸形。大量研究资料证明，情绪困扰的孕妇易发生妊娠期、分娩期并发症。如严重焦虑的孕妇往往伴有恶心、呕吐，易于导致早产、流产、产程延长或难产。

（三）症状护理

1. 恶心、呕吐

恶心、呕吐是约半数左右妇女在妊娠 6 周左右出现的早孕反应，12 周左右消失。在此期间应避免空腹，清晨起床时先吃几块饼干或面包，起床时宜缓慢，避免突然起身；每天进食 5 ~ 6 餐，少量多餐，避免空腹状态；两餐之间进食液体；食用清淡食物，避免油炸、难以消化或引起不舒服气味的食物；给予精神鼓励和支持，以减少心理的困扰和忧虑。如妊娠 12 周以后仍继续呕吐，甚至影响孕妇营养时，应考虑妊娠剧吐的可能，须住院治疗，纠正水电解质紊乱。对偏食者，在不影响饮食平衡的情况下，可不做特殊处理。

2. 尿频、尿急

尿频、尿急常发生在妊娠初 3 个月及末 3 个月。若因妊娠子宫压迫所致，且无任何感染征象，可给予解释，不必处理。孕妇无需通过减少液体摄入量的方式来缓解症状，有尿意时应及时排空，不可强忍。此现象产后可逐渐消失。

3. 白带增多

于妊娠初 3 个月及末 3 个月明显，是妊娠期正常的生理变化。但应排除假丝酵母菌、滴虫、淋菌、衣原体等感染。嘱孕妇每日清洗外阴或经常洗澡，以避免分泌物刺激外阴部，保持外阴部清洁，但严禁阴道冲洗。指导穿透气性好的棉质内裤，经常更换。分泌物过多的孕妇，可用卫生巾并经常更换，增加舒适感。

4. 水肿

孕妇在妊娠后期易发生下肢水肿，经休息后可消退，属正常。如下肢明显凹陷性水肿或经休息后不消退者，应及时诊治，警惕妊娠期高血压疾病的发生。嘱孕妇左侧卧位，解除右旋增大的子宫对下腔静脉的压迫，下肢稍垫高，避免长时间地站或坐，以免加重水肿的发生。长时间站立的孕妇，则两侧下肢轮流休息，收缩下肢肌肉，以利血液回流。适当限制孕妇对盐的摄入，但不必限制水分。

5. 下肢、外阴静脉曲张

孕妇应避免两腿交叉或长时间站立、行走，并注意时常抬高下肢；指导孕妇穿弹力裤或袜，避免穿妨碍血液回流的紧身衣裤，以促进血液回流；会阴部有静脉曲张者，可于臀下垫枕，抬高髋部休息。

6. 便秘

便秘是妊娠期常见的症状之一，尤其是妊娠前既有便秘者。嘱孕妇养成每日定期排便的习惯，多吃水果、蔬菜等含纤维素多的食物，同时增加每日饮水量，注意适当的活动。未经医师允许不可随便使用大便软化剂或轻泻剂。

7. 腰背痛

指导孕妇穿低跟鞋，在俯拾或抬举物品时，保持上身直立，弯曲膝部，用两下肢的力量抬起。如工作要求长时间弯腰，妊娠期间应适当给予调整。疼痛严重者，必须卧床休息（硬床垫），局部热敷。

8. 下肢痉挛

指导孕妇饮食中增加钙的摄入，如因钙磷不平衡所致，则限制牛奶（含大量的磷）的摄入量或服用氢氧化铝乳胶，以吸收体内磷质来平衡钙磷之浓度。告诫孕妇避免腿部疲劳、受凉，伸腿时避免脚趾伸向前，走路时脚跟先着地。发生下肢肌肉痉挛时，嘱孕妇背屈肢体或站直前倾以伸展痉挛的肌肉，或局部热敷按摩，直至痉挛消失。必要时遵医嘱口服钙剂。

9. 仰卧位低血压综合征

嘱左侧卧位后症状可自然消失，不必紧张。

10. 失眠

每日坚持户外活动，如散步。睡前用梳子梳头，温水洗脚，喝热牛奶等方式均有助于入眠。

11. 贫血

孕妇应适当增加含铁食物的摄入，如动物肝脏、瘦肉、蛋黄、豆类等。如病情需要补充铁剂时，可用温水或水果汁送服，以促进铁的吸收，且应在餐后20分钟服用，以减轻对胃肠道的刺激。向孕妇解释，服用铁剂后大便可能会变黑，或可能导致便秘或轻度腹泻，不必担心。

（四）健康教育

1. 异常症状的判断

孕妇出现下列症状应立即就诊: 阴道流血, 妊娠3个月后仍持续呕吐, 寒战发热, 腹部疼痛, 头痛、眼花、胸闷, 心悸、气短, 液体突然自阴道流出, 胎动计数突然减少等。

2. 营养指导

母体是婴儿成长的环境，孕妇的营养状况直接或间接地影响自身和胎儿的健康。妊娠期间孕妇必须增加营养的摄入以满足自身及胎儿的双方需要。

（1）帮助孕妇制订合理的饮食计划，以满足自身和胎儿的双方需要，并为分娩和哺乳做准备。

能量：与非孕相比，孕期的能量消耗还包括胎儿及母体生殖器官的生长发育以及母体用于产后泌乳的脂肪储备。2000年《中国居民膳食营养素参考摄入量》再次推荐孕中期后能量在非孕基础上增加836.8kJ/d（200kcal/d）。需注意，热量增加不必太高，以免胎儿过大，增加难产的机会，尤其是妊娠晚期孕妇活动减少。安排食谱时，应适当考虑三大营养素所占比例，一般以碳水化合物摄入量占热量的60%～65%，脂肪占20%～25%，蛋白质占15%为宜。

蛋白质：足月胎儿体内含蛋白质400～500g，加上胎盘及孕妇子宫、乳房等组织增长的需要，孕妇需蛋白质900g左右。蛋白质需通过饮食获得，如蛋白质摄入不足，不仅影响胎儿体格生长、发育，而且影响胎儿的大脑发育，同时可使孕妇的贫血、妊娠期高血压疾病的发生率增加。在我国，传统居民膳食及推荐的居民膳食仍以谷类为主，谷类蛋白质的利用率通常较低，2000年《中国居民膳食营养素参考摄入量》建议孕早、中、晚期膳食蛋白质增加值分别为5g/d、15g/d、20g/d。

矿物质：

①铁：孕妇的食物中，如铁的含量不足，易致缺铁性贫血。2000年《中国居民膳食营养素参考摄入量》推荐孕妇铁适宜摄入量（AI）为25mg/d，可耐受最高摄入量（UL）值为60mg/d。动物肝脏、动物血、瘦肉是铁的良好来源，含量丰富吸收好，此外，蛋黄、豆类、某些蔬菜，如油菜、芥菜、雪里红、菠菜、莴笋叶等也提供部分铁。一般植物性食物的铁的吸收率较低，动物性食物的铁的吸收率高。铁在酸性环境中易于吸收，因此，孕妇在补充铁剂时最好用水果汁送服。

②钙和磷：妊娠后期母体必须吸收和保留钙200mg、磷100mg，才能保证胎儿生长发育的需要。因许多因素可影响钙的吸收，如蔬菜中含草酸多，谷类食物中含植酸盐多,均可与钙结合而减少钙的吸收、利用,而我国饮食结构以植物性食物为主,

2000年《中国居民膳食营养素参考摄入量》对孕中期妇女钙的推荐值为 1000mg/d，孕晚期为 1200mg/d，UL 值为 2000mg/d。过多钙摄入可能导致孕妇便秘，也可能影响其他营养素的吸收。钙的最好来源是奶及奶制品、豆类及制品；此外芝麻和小虾皮等海产品也是钙良好的食物来源。同时注意补充维生素 D。

③碘：妊娠期母体和胎儿的新陈代谢率较高，甲状腺功能旺盛，碘的需要量增加。若孕妇严重缺碘，则婴儿可能会患呆小症。2000年《中国居民膳食营养素参考摄入量》推荐孕期碘推荐摄入量（RNI）为 200μg/d，UL 值为 1000μg/d。

④维生素：妊娠期间孕妇对维生素的需要量增加，加之维生素是维持生命和生长所需的有机物，通常无法由身体合成，而是少量地存在特定的食物中，故孕期应增加维生素的摄入。

A.维生素 A 与胡萝卜素：维生素 A 与胡萝卜素有助于胎儿正常生长发育，预防孕妇阴道上皮角化，皮肤过分干燥和乳头皲裂。妊娠期间应适当增加维生素 A 供给量，但不能过量，以免影响胎儿骨骼的发育。2000年《中国居民膳食营养素参考摄入量》推荐孕中、晚期维生素 A 的 RNl 为 900μg/d。UL 值为 2400μg/d。视黄醇来源于动物肝脏、牛奶、蛋黄，β–胡萝卜素来源于深绿色、黄红色蔬菜和水果。

B.维生素 C：胎儿生长发育需要大量的维生素 C，它对胎儿骨、齿的正常发育、造血系统的健全和机体抵抗力等都有促进作用。如维生素 C 缺乏，胎儿及孕妇均易发生贫血及坏血病，还易造成流产及早产，缺乏维生素 C 能使胎膜形成不良，易发生胎膜早破。2000年《中国居民膳食营养素参考摄入量》推荐孕中、晚期维生素 C 的 RNl 为 100mg。维生素 C 广泛存在于新鲜蔬菜和水果中。

C.维生素 B：包括维生素 B_1、B_2、烟酸、B_6、B_{12} 等，是细胞呼吸、葡萄糖氧化及能量代谢等作用的辅酶，广泛存在于谷类、动物肝脏、干果、绿叶菜、牛奶、肉、鱼、家禽、黄豆中。

D：维生素 D 能促进钙和磷的吸收，它对胎儿骨、齿的形成极为重要。2000年《中国居民膳食营养素参考摄入量》推荐孕期维生素 D 的 RNl 为 10μg/d，安全摄入的上限水平 UL 值为 20μg/d。

（2）定期测量体重，监测体重增长情况。

（3）饮食符合均衡、自然的原则，采用正确的烹饪方法，避免破坏营养素。选择易消化、无刺激性的食物，避免烟、酒、浓咖啡、浓茶及辛辣食品。

（4）孕妇的饮食宜重质不重量，即尽量摄取高蛋白质、高维生素、高矿物质、适量脂肪及碳水化合物、低盐饮食。

3. 清洁和舒适

孕期养成良好的刷牙习惯，进食后均应刷牙，注意用软毛牙刷；怀孕后排汗量增多，要勤淋浴，勤换内衣。孕妇衣服应宽松、柔软、舒适，冷暖适宜。不宜穿紧身衣或袜带，以免影响血液循环和胎儿发育、活动。胸罩的选择宜以舒适、合身、足以支托增大的乳房为标准，以减轻不适感。孕期宜穿轻便舒适的鞋子，鞋跟宜低，但不应完全平跟，以能够支撑体重而且感到舒适为宜；避免穿高跟鞋，以防腰背痛及身体失平衡。

4. 活动与休息

一般孕妇可坚持工作到 28 周，28 周后宜适当减轻工作量，避免长时间站立或重体力劳动。坐时可抬高下肢，减轻下肢水肿。接触放射线或有毒物质的工作人员，妊娠期应予以调离。

妊娠期孕妇因身心负荷加重，易感疲惫，需要充足的休息和睡眠。每日应有 8 小时的睡眠，午休 1 ~ 2 小时。卧床时宜左侧卧位，以增加胎盘血供。居室内保持安静、空气流通。

运动可促进孕妇的血液循环，增进食欲和睡眠，且可以强化肌肉为其分娩做准备，因此，孕期要保证适量的运动。孕期适宜的活动包括：一切家务操作均可正常，注意不要攀高举重。散步是孕妇最适宜的运动，但要注意不要到人群拥挤、空气不佳的公共场所。

5. 胎教

胎教是有目的、有计划地为胎儿的生长发育实施最佳措施。现代科学技术对胎儿的研究发现，胎儿的眼睛能随送入的光亮而活动，触其手足可产生收缩反应；外界音响可传入胎儿听觉器官，并能引起心率的改变。因此，有人提出两种胎教方法：①对胎儿进行抚摸训练，提高胎儿的活动积极性；②对胎儿进行音乐训练。

6. 孕期自我监护

胎心音计数和胎动计数是孕妇自我监护胎儿宫内情况的一种重要手段。教会家庭成员听胎心音并做记录，不仅了解胎儿宫内情况，而且可以和谐孕妇和家庭成员之间的亲情关系。嘱孕妇每日早中晚各数 1 小时胎动，每小时胎动数应不少于 3 次，12 小时内胎动累计数不得小于 10 次。凡 12 小时内胎动累计数小于 10 次，或逐日下降大于 50% 而不能恢复者，均应视为子宫胎盘功能不足，胎儿有宫内缺氧，应及时就诊，进一步诊断并处理。

7. 药物的使用

许多药物可通过胎盘进入胚胎内，而影响胚胎发育。尤其是在妊娠最初 2 个月，是胚胎器官发育形成时期，此时用药更应注意。孕妇合理用药的原则是：能用一种药，避免联合用药；选用疗效肯定的药物，避免用尚难确定的对胎儿有不良反应的药物；能用小剂量药物，避免大剂量药物；严格掌握用药剂量和持续时间，注意及时停药。若病情需要，选用了对胚胎、胎儿有害的致畸药物，应先终止妊娠，然后用药。

8. 性生活指导

妊娠前 3 个月及末 3 个月，均应避免性生活，以防流产、早产及感染。

9. 识别先兆临产

临近预产期的孕妇，如出现阴道血性分泌物或规律宫缩（间歇 5 ~ 6 分钟，持续 30 秒）则为临产，应尽快到医院就诊。如阴道突然大量液体流出，嘱孕妇平卧，由家属送往医院，以防脐带脱垂而危及胎儿生命。

第四章 分娩期妇女的护理及实践

分娩，特指胎儿脱离母体成为独立存在的个体的这段时期和过程。分娩的全过程共分为 3 期，也称为 3 个产程。第一产程，即宫口扩张期。第二产程，即胎儿娩出期。第三产程，胎盘娩出期。本章将阐述正常分娩妇女的护理以及分娩期焦虑与疼痛的护理。

第一节 决定分娩的因素

妊娠满 28 周（196 日）及以上，胎儿及其附属物从临产开始到全部从母体娩出的过程，称为分娩（delivery）。妊娠满 28 周至不满 37 足周（196 ~ 258 日）期间分娩，称为早产（preterm delivery）；妊娠满 37 周至不满 42 足周（259 ~ 293 日）期间分娩，称为足月产（term delivery）；妊娠满 42 周（294 日）及以后分娩，称为过期产（postterm delivery）。

决定分娩的因素包括产力、产道、胎儿及待产妇的精神心理因素。若各因素均正常并能相互适应，胎儿能顺利经阴道自然娩出，为正常分娩。

一、产力

将胎儿及其附属物从宫腔内逼出的力量称为产力。产力包括子宫收缩力（简称宫缩）、腹壁肌及膈肌收缩力和肛提肌收缩力。

（一）子宫收缩力

是临产后的主要产力，贯穿于整个分娩过程。临产后的宫缩能使宫颈管缩短直至消失、宫口扩张、胎先露部下降、胎儿和胎盘娩出。临产后的正常宫缩特点有：

（1）节律性。宫缩的节律性是临产的重要标志。正常宫缩是宫体肌不随意、有规律的阵发性收缩并伴有疼痛，每次宫缩由弱渐强（进行期），维持一定时间（极期），随后由强渐弱（退行期），直至消失进入间歇期、间歇期子宫肌肉松弛，宫缩如此反复出现，直至分娩结束。

临产开始时，宫缩持续时间约 30 秒，间歇期约 5 ~ 6 分钟。随产程进展宫缩持续时间逐渐延长，间歇期逐渐缩短。当宫口开全（10cm）后，宫缩持续时间长达 60 秒，间歇期短至 1 ~ 2 分钟。宫缩强度也随产程进展逐渐增加，间歇期的宫腔内压力仅为 6 ~ 12mmHg，临产初期升至 25 ~ 30mmHg，于第一产程末可增至40 ~ 60mmHg，第二产程末可高达 100 ~ 150mmHg。宫缩时子宫肌壁血管及胎盘受压，致使子宫血流量减少及胎盘绒毛间隙的血流量减少，但宫缩间歇期又可恢复原来水平。因此，宫缩节律性对胎儿有利。伴随节律性宫缩产生阵发性宫缩痛，宫缩痛强度随宫腔压力增加而加重。

（2）对称性。正常宫缩起自两侧子宫角部（受起搏点控制），迅速向子宫底中线集中，左右对称，再以每秒 2cm 的速度向子宫下段扩散，约在 15 秒内均匀协调地扩展至整个子宫，此为子宫收缩的对称性。

（3）极性。宫缩以宫底部最强、最持久，向下逐渐减弱，宫底部收缩力的强度几乎是子宫下段的 2 倍，此为宫缩的极性。

（4）缩复作用。每当宫缩时，子宫体部肌纤维短缩变宽，间歇期肌纤维虽然松弛，但不能恢复到原来的长度，经反复收缩，肌纤维越来越短，这种现象称为缩复作用。

（二）腹壁肌及膈肌收缩力

腹壁肌及膈肌收缩力（简称为腹压）是第二产程时娩出胎儿的重要辅助力量。宫口开全后，每当宫缩时，前羊水囊或胎先露部压迫盆底组织和直肠，反射性引起排便动作，产妇主动屏气，喉头紧闭向下用力，腹壁肌及膈肌收缩使腹内压增高，促使胎儿娩出。腹压在第二产程末期配合宫缩时运用最有效。过早使用腹压易使产妇疲劳和造成宫颈水肿，导致产程延长。第三产程使用腹压还可迫使胎盘娩出。

（三）肛提肌收缩力

肛提肌收缩力有协助胎先露部在骨盆腔进行内旋转的作用。当胎头枕部位于耻骨弓下时，能协助胎头仰伸及娩出。胎儿娩出后，有助于已剥离的胎盘娩出。

二、产道

产道是胎儿娩出的通道，分骨产道与软产道两部分。

（一）骨产道

又称真骨盆，其大小、形态与分娩有密切关系。

1. 骨盆各平面及其径线

为便于了解分娩时胎先露通过骨产道的过程将骨盆腔分为 3 个平面：

（1）骨盆入口平面（pelvic inlet plane）呈横椭圆形，其前方为耻骨联合上缘，两侧为髂耻线，后方为骶岬上缘。骨盆入口平面共有 4 条径线。

①入口前后径：又称真结合径。

从耻骨联合上缘中点至骶岬上缘正中间的距离，正常值平均 11cm，其长短与分娩机制关系密切。

②入口横径：左右髂耻缘间的最大距离，正常值平均 13cm。

③入口斜径：左右各一。左骶髂关节至右髂耻隆突间的距离为左斜径；右骶髂关节至左髂耻隆突间的距离为右斜径，正常值平均 12.75cm。

（2）中骨盆平面（pelvic midplane）为骨盆最小平面，呈前后径长的纵椭圆形，其前方为耻骨联合下缘，两侧为坐骨棘，后方为骶骨下端。该平面在产科临床有重要意义，有 2 条径线。

①中骨盆前后径：耻骨联合下缘中点通过两侧坐骨棘连线中点至骶骨下端间的距离，正常值平均 11.5cm。

②中骨盆横径：也称坐骨棘间径。指两坐骨棘间的距离，正常值平均 10cm，其长短与分娩有重要关系。

（3）骨盆出口平面（pelvic outlet plane）为骨盆腔下口，由两个在不同平面的三角形所组成。前三角平面顶端为耻骨联合下缘，两侧为耻骨降支；后三角平面顶端为骶尾关节，两侧为骶结节韧带。骨盆出口平面有 4 条径线。

①出口前后径：耻骨联合下缘至骶尾关节间的距离，正常值平均 11.5cm。

②出口横径：也称坐骨结节间径。指两坐骨结节内侧缘的距离，正常值平均 9cm，其径线与分娩关系密切。

③出口前矢状径：耻骨联合下缘至坐骨结节间径中点间的距离，正常值平均 6cm。

④出口后矢状径：骶尾关节至坐骨结节间径中点间的距离，正常值平均 8.5cm。若出口横径稍短，而出口横径与出口后矢状径之和 >15cm 时，正常大小胎儿可以通过后三角区经阴道娩出。

2. 骨盆轴与骨盆倾斜度

（1）骨盆轴（pelvic axis）。连接骨盆各平面中点的假想曲线，称为骨盆轴。此轴上段向下向后，中段向下，下段向下向前。分娩时，胎儿沿此轴娩出。

（2）骨盆倾斜度（inclination of pelvis）。指妇女站立时，骨盆入口平面与地平面所形成的角度，一般为 60°。若骨盆倾斜度过大，常影响胎头衔接和娩出。

（二）软产道

软产道是由子宫下段、宫颈、阴道、外阴及骨盆底组织构成的弯曲管道。

1. 子宫下段形成

由非孕时长约 1cm 的子宫峡部伸展形成。妊娠 12 周后的子宫峡部逐渐扩展成宫腔的一部分，至妊娠末期被拉长形成子宫下段。临产后的规律宫缩进一步拉长子宫下段达 7 ~ 10cm，肌壁变薄成为软产道的一部分。由于子宫肌纤维的缩复作用，子宫上段肌壁越来越厚，子宫下段肌壁被牵拉越来越薄，导致子宫上下段的肌壁厚薄不同，在两者间的子宫内面形成一环状隆起，称生理缩复环（physiologic retraction ring）。正常情况下，此环不易自腹部见到。

（1）宫颈管消失（effacement of cervix）：临产前的宫颈管长 2 ~ 3cm，初产妇较经产妇稍长。临产后的规律宫缩牵拉宫颈内口的子宫肌纤维及周围韧带，加之胎先露部前羊水囊呈楔状，致使宫颈内口向上向外扩张，使宫颈管形成漏斗状，此时初产妇多是宫颈管先消失，宫口后扩张；经产妇多是宫颈管短缩消失与宫口扩张同时进行。

（2）宫口扩张（dilatation of cervix）：临产前，初产妇的宫颈外口仅容一指尖，经产妇能容一指。临产后，宫口扩张主要是子宫收缩及缩复向上牵拉的结果。胎先露部衔接使前羊水于宫缩时不能回流，加之子宫下段的蜕膜发育不良，胎膜容易与该处蜕膜分离而向宫颈管突出，形成前羊水囊，协助扩张宫口。胎膜多在宫口近开全时自然破裂，破膜后，胎先露部直接压迫宫颈，扩张宫口的作用更显著。产程不断进展，当宫口开全（10cm）时，妊娠足月胎头方能通过。

2. 骨盆底组织、阴道及会阴的变化

前羊水囊及胎先露先扩张阴道上部，破膜后胎先露部下降直接压迫骨盆底，使软产道下段形成一个向前弯的长筒，前壁短后壁长，阴道外口朝向前上方，阴道黏膜皱襞展平使腔道加宽。肛提肌向下及向两侧扩展，肌纤维拉长，使约 5mm 厚的会阴体变成 2 ~ 4mm，以利胎儿通过。阴道及骨盆底的结缔组织和肌纤维于妊娠期增生肥大，血管变粗，血运丰富。分娩时，如保护会阴不当，易造成裂伤。

三、胎儿

胎儿能否顺利通过产道，除了产力和产道因素外，还取决于胎儿大小、胎位及有无畸形。

（一）胎儿大小

胎儿大小是决定分娩难易的重要因素之一。胎儿过大致胎头径线过大时，尽管骨盆大小正常，也可因相对性骨盆狭窄造成难产，这是因为胎头是胎体的最大部分，也是胎儿通过产道最困难的部分。

（1）胎头颅骨。由顶骨、额骨、颞骨各两块及枕骨一块构成。颅骨间缝隙称颅

缝，两顶骨之间为矢状缝，顶骨与额骨之间为冠状缝，枕骨与顶骨之间为人字缝，颞骨与顶骨之间为颞缝，两额骨之间为额缝。两颅缝交界空隙较大处称为囟门，位于胎头前方呈菱形的称前囟（大囟门），位于胎头后方呈三角形为后囟（小囟门）。颅缝与囟门均有软组织覆盖，使骨板有一定的活动余地，胎头具有一定可塑性。在分娩过程中，头颅通过产道时经颅骨轻度移位重叠使其变形，缩小头颅体积，有利于胎头娩出。胎儿过熟致颅骨较硬，胎头不易变形，也可导致难产。

（2）胎头径线。主要有：①双顶径（biparietal diameter，BPD）：为两顶骨隆突间的距离，是胎头的最大横径，足月时平均约为9.3cm；②枕额径（occipito frontal diameter）：鼻根上方至枕骨隆突间的距离，胎头以此径线衔接，足月时平均约11.3cm；③枕下前囟径（suboccipitobregmatic diameter）：又称小斜径，为前囟中央至枕骨隆突下方的距离，足月时平均约9.5cm，胎头俯屈后以此径通过产道。④枕颏径（occipito mental diameter）：又称大斜径，为颏骨下方中央至后囟顶部间的距离，足月时平均约13.3cm。

（二）胎位

产道为一纵形管道。纵产式时，胎体纵轴与骨盆轴相一致，容易通过产道。头先露时胎头先通过产道，经颅骨重叠，使胎头变形、周径变小，有利于胎头娩出，但需确定胎位，其中胎头的矢状缝及囟门是确定胎位的重要标志。臀先露时，胎臀先娩出，较胎头周径小且软，软产道扩张不充分，胎头娩出时又无变形机会，致使胎头娩出困难。肩先露时，胎体纵轴与骨盆轴垂直，妊娠足月活胎不能通过产道，对母儿威胁极大。

（三）胎儿畸形

胎儿某一部分发育异常，如脑积水、联体儿等，使胎头或胎体过大，通过产道发生困难。

四、精神心理因素

尽管分娩是正常的生理过程，但对产妇来说是持久而强烈的应激过程。分娩应激既可以产生生理上的应激，亦可以产生精神心理上的应激。很多初产妇从各种渠道了解有关分娩时的负面诉说，害怕分娩引起的剧烈疼痛和分娩安全性的不确定，致使临产后情绪紧张，常常处于焦虑、不安和恐惧的心理状态。

产妇的这种情绪改变会使机体产生一系列的变化，如心率加快、呼吸急促、肺内气体交换不足，致使子宫缺氧收缩乏力、宫口扩张缓慢、胎先露部下降受阻、产程延长、产妇体力消耗过多，同时也促使产妇神经内分泌发生变化，交感神经兴奋，释放儿茶酚胺，血压升高，导致胎儿缺血缺氧，出现胎儿窘迫。

随着医学模式的转变，精神心理因素对分娩过程的影响逐渐被关注。产妇的精神心理状态与许多因素有关。产妇的处事表现、情绪控制力、对分娩的理解、对分娩有无心理准备、家庭支持程度、角色的充当以及医务人员的态度等与产妇的心理状态有显著关系。产科工作者应该对产妇进行分娩前的健康教育，让产妇了解各种分娩方式及其特点，了解分娩的生理过程及其影响因素，缓解其消极情绪，使产妇树立信心，顺利通过分娩全过程。

第二节　正常分娩妇女的护理及实践

一、枕先露的分娩机制

分娩机制（mechanism of labor）是指胎儿先露部在通过产道时，为适应骨盆各平面的不同形态，被动地进行一系列适应性转动，以其最小径线通过产道的过程。临床上枕先露占 95.55% ~ 97.55%，又以枕左前位为最多见，故以枕左前位的分娩机制为例说明。

（一）衔接

胎头双顶径进入骨盆入口平面，颅骨最低点接近或达到坐骨棘水平，称为衔接。胎头取半俯屈状态以枕额径进入骨盆入口，由于枕额径大于骨盆入口前后径，胎头矢状缝坐落在骨盆入口右斜径上，胎头枕骨位于骨盆左前方。部分初产妇可在预产期前 1 ~ 2 周内胎头衔接，经产妇多在分娩开始后衔接。若初产妇已临产而胎头仍未衔接，应警惕有头盆不称。

（二）下降

胎头沿骨盆轴前进的动作称为下降，是胎儿娩出的首要条件，下降动作贯穿于分娩全过程，与其他动作相伴随。下降动作呈间歇性，宫缩时胎头下降，间歇时胎头又稍回缩。促使胎头下降的因素有：①宫缩时通过羊水传导，压力经胎轴传至胎头；②宫缩时宫底直接压迫胎臀；③胎体伸直伸长；④腹肌收缩使腹压增加，压力经子宫传至胎儿。临床上注意观察胎头下降程度，作为判断产程进展的重要标志。

（三）俯屈

当胎头继续下降至骨盆底时，原来处于半俯屈状态的胎头遇肛提肌阻力，借杠杆作用进一步俯屈，使下颏接近胸部，将胎头衔接时的枕额径（11.3cm）变为枕下前囟径（9.5cm），以适应产道，有利于胎头继续下降。

（四）内旋转

胎头围绕骨盆纵轴旋转，使矢状缝与中骨盆及骨盆出口前后相一致的动作称为内旋转。枕先露时，胎头枕部位置最低，到达骨盆底，肛提肌收缩力将胎头枕部推向阻力小、部位宽的前方，枕左前位的胎头枕部向前旋转45°，后囟门转至耻骨弓下。内旋转动作从中骨平面开始至骨盆出口平面完成，以适应中骨盆及骨盆出口前后径大于横径的特点，有利于胎头下降。一般在第一产程末完成内旋转动作。

（五）仰伸

完成内旋转后，俯曲的胎头下降达阴道外口时，宫缩和腹压继续迫使胎头下降，而肛提肌收缩力又将胎头向前推进，两者的合力作用使胎头沿骨盆轴下段向下向前的方向转向前，胎头枕骨下部达耻骨联合下缘时，以耻骨弓为支点，使胎头逐渐仰伸，胎头的顶、额、鼻、口、颏相继娩出。当胎头仰伸时，胎儿双肩径沿左斜径进入骨盆入口。

（六）复位及外旋转

胎头娩出时，胎儿双肩径沿骨盆入口左斜径下降。胎头娩出后，胎头枕部向左旋转45°，称复位，恢复胎头与胎肩的垂直关系。胎肩在盆腔内继续下降，前（右）肩向前向中线旋转45°时，胎儿双肩径转成与骨盆出口前后径相一致的方向，胎头枕部须在外继续向左旋转45°，以保持胎头与胎肩的垂直关系，称外旋转。

（七）胎肩及胎儿娩出

胎头完成外旋转后，胎儿前（右）肩在耻骨弓下先娩出，随即后（左）肩从会阴前缘娩出。胎儿双肩娩出后，胎体及下肢随之娩出，完成分娩全过程。

必须指出，以上分娩机制各动作虽分别介绍，但却是连续进行的。

二、临产诊断

临产（in labor）的标志为有规律且逐渐增强的子宫收缩，持续30秒或以上，间歇5～6分钟，同时伴随进行性子宫颈管消失、宫颈口扩张和胎先露下降。

三、产程分期

总产程（total stage of labor）即分娩全过程，是指从开始出现规律宫缩至胎儿胎盘完全娩出为止。临床上分为3个产程。

第一产程（first stage of labor）又称宫颈扩张期。从出现间歇5～6分钟的规律宫缩开始至宫口开全。初产妇宫颈口扩张较慢，约需11～12小时；经产妇宫颈口扩张较快，约需6～8小时。

第二产程（second stage of labor）又称胎儿娩出期，从宫口开全至胎儿娩出。

初产妇约需 1 ～ 2 小时；经产妇一般数分钟即可完成，也有长达 1 小时者，但不应超过 1 小时。

第三产程（third stage of labor）又称胎盘娩出期。从胎儿娩出后至胎盘胎膜娩出，约需 5 ～ 15 分钟，不应超过 30 分钟。

四、第一产程妇女的护理

（一）临床表现

1. 规律宫缩

产程开始时，出现伴有疼痛的子宫收缩，开始宫缩持续时间较短（约 30 秒）且弱，间歇期较长（约 5 ～ 6 分钟）。随着产程进展，宫缩的持续时间渐长（50 ～ 60 秒）且强度不断增加，间歇期渐短（约 2 ～ 3 分钟）。当宫口近开全时，宫缩持续时间可长达 1 分钟或以上，间歇期仅 1 ～ 2 分钟。

2. 宫口扩张

宫口扩张是临产后规律宫缩的结果。当宫缩渐频且不断增强时，由于子宫肌纤维的缩复作用，宫颈管变软、变短、消失，宫颈展平和逐渐扩张。当宫口开全（10cm）时，子宫下段及阴道形成宽阔的管腔，有利于胎儿通过。

3. 胎先露下降

伴随着宫缩和宫颈口扩张，胎儿先露部逐渐下降。胎头能否顺利下降，是决定能否经阴道分娩的重要观察项目。

4. 胎膜破裂

胎膜破裂简称破膜。胎儿先露部衔接后，将羊水阻断为前后两部，在胎先露部前面的羊水，称为前羊水，约 100mL，宫缩时前羊水囊楔入宫颈管内，有助于扩张宫口。当羊膜腔内压力增加到一定程度时胎膜自然破裂。破膜多发生在宫口近开全时。

（二）护理评估

1. 健康史

根据产前检查记录了解产妇的一般情况，重点了解年龄、身高、体重、一般营养状况，询问预产期、婚育史等，对既往有不良孕产史者要了解原因。询问本次妊娠经过，有无高危因素，有无阴道流血或液体流出等情况。询问规律宫缩开始的时间、强度及频率。

2. 身心状况

（1）一般情况：观察生命体征，血压应在宫缩间歇时测量，评估皮肤张力情况，有无水肿。

（2）胎儿宫内情况：用胎心听诊器、多普勒仪或胎儿监护仪监测。首先通过四步触诊法确定胎心最响亮的部位，在宫缩间歇时用听诊器或多普勒仪听胎心音，每次测 1 分钟。正常胎心率为 120 ~ 160 次/分，平均约 140 次/分。此方法虽简便，但仅能获得每分钟的胎心率，不能分辨瞬间变化，不能识别胎心率的变异及其与宫缩、胎动的关系。有条件的可用胎儿监护仪连续监测胎心率，将测量胎心的探头置于胎心音最响亮的部位，固定于腹壁上，每次至少记录 20 分钟。观察胎心率的变异及其与宫缩、胎动的关系，了解胎儿在宫内的状态。

（3）子宫收缩：通过触诊法或胎儿监护仪监测。最简单的方法是由助产人员将手掌放于产妇腹壁上，宫缩时宫体部隆起变硬，间歇期松弛变软。定时连续观察并记录宫缩规律性、持续时间、间歇时间、强度。触诊时手法应柔和，用力适当。用胎儿监护仪描记宫缩曲线，可以看出每次宫缩持续时间、强度和频率，是较全面反映宫缩的客观指标。

（4）宫口扩张和胎先露下降：通过肛门检查了解宫口扩张及胎先露下降情况。如难以判断，可消毒外阴后进行阴道检查。根据宫口扩张情况第一产程可分为潜伏期和活跃期。潜伏期（latent phase）是指从出现规律宫缩开始至宫口扩张 3cm。

潜伏期宫口扩张速度缓慢，平均每 2 ~ 3 小时扩张 1cm，约需 8 小时，最长时限为 16 小时，超过 16 小时称潜伏期延长。活跃期（active phase）是指宫口扩张 3cm 至宫口开全。活跃期宫口扩张速度明显加快，约需 4 小时，最长时限为 8 小时，超过 8 小时称活跃期延长。活跃期又划分 3 个时期：加速期是指宫口扩张 3 ~ 4cm，约需 1.5 小时；最大加速期是指宫口扩张 4 ~ 9cm，约需 2 小时；减速期是指宫口扩张 9 ~ 10cm 止，约需 30 分钟。若观察发现宫口不能如期扩张，可能存在宫缩乏力、胎位异常、头盆不称等原因。

胎头下降的程度以颅骨最低点与坐骨棘平面的关系为标志。胎头颅骨最低点平坐骨棘平面时，以"0"表示；在坐骨棘平面上 1cm 时，以"-1"表示；在坐骨棘平面下 1cm 时，以"+1"表示，依此类推。胎头于潜伏期下降不明显，活跃期下降加快，平均每小时下降 0.86cm。一般宫口开大至 4 ~ 5cm 时，胎头应达坐骨棘水平。

肛门检查方法：肛查可以了解宫颈厚薄、软硬程度及宫口扩张程度，是否破膜，骨盆腔大小，确定胎位并判断胎头下降程度。产妇仰卧，两腿屈曲分开，检查者站在产妇右侧，检查前用消毒纸遮盖阴道口避免被粪便污染。右手示指戴指套蘸肥皂水轻轻伸入直肠内，拇指伸直，其余各指屈曲以利示指深入。检查者在直肠内的示指向后触及尾骨尖端，了解尾骨活动度，再查两侧坐骨棘是否突出并确定胎头高低，然后用指端掌侧探查子宫颈口，摸清其四周边缘，估计宫口扩张程度。当宫口近开全时，仅能摸到一窄边。当宫口开全时，则摸不到宫口边缘。未破膜者在胎头前方可触到有弹性的羊膜囊，已破膜者则能直接触到胎头，若胎头无水肿，则能扪清颅缝及囟门的位置，有助于确定胎位。若触及有血管搏动的索状物，应考虑为脐带先露或脐带脱垂，须及时处理。

阴道检查方法：应在严密消毒后进行。阴道检查能直接触清胎头的矢状缝及囟门，确定胎位及宫口扩张程度，决定分娩方式。适用于肛查先露部不明、宫口扩张及胎头下降程度不清、疑有脐带先露或脐带脱垂、轻度头盆不称、经试产 4 ~ 6 小时产程进展缓慢者等情况。

（5）胎膜破裂及羊水观察：了解胎膜是否破裂。如胎膜未破，肛查时触及有弹性的前羊水囊；如胎膜已破，则直接触及先露部，推动先露部时流出羊水。确定破膜时注意观察羊水的颜色、性状及量，并记录破膜时间。也可用 pH 试纸检查，如 pH ≥ 7.0 时破膜的可能性大。破膜后，宫缩常暂时停止，产妇略感舒适，随后宫缩重现且较前增强。

（6）心理状况：处于第一产程的初产妇，由于环境的陌生、缺乏分娩知识及宫缩所致的疼痛，加上产程时间长，产妇容易产生焦虑、紧张和急躁情绪，不能按时进食和很好休息，精力和体力消耗较大，可能影响宫缩和产程进展。

产妇的心理状态可以从以下几个方面表现出来：①行为：是健谈或沉默，能否听从医护人员指导、安排；②身体姿势：放松或紧张；③感知敏感性：有无关于分娩知识的不正确认识，能否听懂医护人员的解释、说明，是否需要反复解释才能明白；④精力：有无疲倦或过度兴奋，睡眠及饮食情况有无改变等；⑤对宫缩引起的疼痛或不适的反应：呻吟、尖叫或沉默。⑥疼痛耐受性：详细询问产妇对疼痛的感受及其处理方法，对分娩疼痛有无心理准备；注意观察产妇的面部表情，了解目前疼痛的部位及程度。

3．相关检查

常用多普勒仪、胎儿监护仪监测胎儿宫内情况。

（三）护理措施

1．入院护理判断

产妇临产后，协助办理住院手续，介绍待产室及产房的环境。结合产前检查记录，采集病史并完成病历书写。对初产妇或有难产史的经产妇，应再次行骨盆外测量。有异常情况者，应及时与医师联系，给予相应治疗。外阴部剔除阴毛，并用温肥皂水和温开水清洗。

2．心理护理

助产人员应安慰产妇，耐心讲解分娩是正常的生理过程，增强产妇对自然分娩的信心；加强与产妇的沟通，建立一个良好的护患关系，及时提供产程过程中发生的相关信息，帮助其采取相应的应对措施，促使产妇在产程过程中密切配合助产人员，以便能顺利分娩。发挥家庭的支持系统作用，条件许可时提供家庭分娩室。

3．观察生命体征

每隔 4～6 小时，测量血压 1 次。若发现血压升高，或妊娠期高血压疾病及子痫病人，应酌情增加测量次数，并给予相应处理。

4．观察产程进展

（1）胎心监测：潜伏期于宫缩间歇时每隔 1～2 小时听胎心 1 次。进入活跃期后，宫缩频时应每 15～30 分钟听胎心 1 次，每次听诊 1 分钟。如胎心率超过 160 次/分或低于 120 次/分或不规律，提示胎儿窘迫，立即给产妇吸氧并通知医师。

（2）子宫收缩：潜伏期应每隔 1～2 小时观察 1 次，活跃期应每 15～30 分钟观察 1 次，一般须连续观察至少 3 次收缩。如子宫收缩不规律、间歇时间、持续时间和强度异常立即通知医师，并给予处理。

（3）宫颈扩张和胎头下降程度：根据宫缩情况和产妇的临床表现，适当地增减肛查的次数。临产初期检查次数不应过多，一般隔 4 小时查 1 次，经产妇或宫缩频者间隔时间应缩短。宫颈扩张及胎头下降是产程进展的重要标志，只有正确掌握宫口扩张及胎头下降的规律性，才能避免在产程进展中进行不适当干预。

临床上为了细致观察产程，及时记录检查结果，发现异常能尽早处理，多绘制产程图（partogram）。产程图的横坐标为临产时间（小时），纵坐标左侧为宫口扩张程度（cm），右侧为先露下降程度（cm），画出宫口扩张曲线和胎头下降曲线。通过绘制的产程图，对产程进展可一目了然。

（4）胎膜破裂及羊水观察：胎膜多在宫口近开全时自然破裂，前羊水流出。一旦胎膜破裂，应立即听胎心，观察羊水颜色、性状和流出量，并记录破膜时间。如羊水呈黄绿色，混有胎粪，应立即行阴道检查，注意有无脐带脱垂。破膜超过 12 小时者应遵医嘱给予抗生素预防感染。

（5）促进舒适

①提供良好的环境：产房保持安静无噪声。

②补充液体和热量：鼓励产妇在宫缩间隙期少量多次进食高热量、易消化、清淡食物，注意摄入足够的水分，必要时可静脉补液支持，以保证产程中精力和体力的充沛。

③活动与休息：临产后，若宫缩不强且未破膜，鼓励产妇于宫缩间歇期在室内走动，有助于加速产程进展。若初产妇宫口近开全或经产妇宫口已扩张 4cm 时，应卧床取左侧卧位。

④清洁卫生：因频繁宫缩使产妇出汗较多，加之阴道分泌物、羊水外溢等，产妇常有不适感，应协助产妇擦汗、更衣、更换床单等，大小便后及时会阴冲洗，保持清洁卫生，增进舒适感。

⑤排尿及排便：临产后，鼓励产妇每 2 ~ 4 小时排尿 1 次，以免膀胱充盈影响宫缩及胎先露下降。排尿困难者，必要时予导尿。初产妇宫口扩张小于 4cm、经产妇小于 2cm 时可行温肥皂水灌肠，既能清除粪便，避免分娩时排便污染消毒区，又能通过反射作用刺激宫缩，加速产程进展。常用的灌肠溶液：0.2%肥皂水 500 ~ 1000m\L，温度 39 ~ 42℃。灌肠禁忌证：包括胎膜早破、阴道流血、胎头未衔接、胎位异常、有剖宫产史、宫缩强估计 1 小时内即将分娩以及严重心脏病者等。目前也有学者不主张肥皂水灌肠，外阴部阴毛也不必常规剃除。

⑥减轻疼痛：鼓励产妇描述对疼痛的感受，产妇家属及助产人员陪伴在侧聆听，帮助其采取有效的措施来缓解疼痛，如指导产妇深呼吸等。若产妇腰骶部胀痛时，用手拳压迫腰骶部，常能减轻不适感。宫缩间隙期指导产妇放松休息，恢复体力。也可通过音乐、谈话等方法转移产妇的注意力，减轻其疼痛的感觉。必要时遵医嘱配合应用镇静剂、麻醉药。

五、第二产程妇女的护理

（一）临床表现

1. 子宫收缩增强

进入第二产程后，宫缩的频率和强度达到高峰。宫缩持续约 1 分钟或以上，间歇期仅 1 ~ 2 分钟。

2. 胎儿下降及娩出

当胎头降至骨盆出口压迫骨盆底组织时，产妇有排便感，不自主地向下屏气。随着产程进展，会阴渐膨隆和变薄，肛门括约肌松弛。胎头于宫缩时露出于阴道口，露出部分不断增大，在宫缩间歇期，胎头又缩回阴道内，称胎头拨露（head visible on vulval gapping）。当胎头双顶径越过骨盆出口，宫缩间歇时胎头也不再回缩，称胎头着冠（crowning of head）。此时会阴极度扩张，产程继续进展，胎头枕骨于耻骨弓下露出，出现仰伸动作，胎头娩出后，接着出现复位及外旋转，前肩和后肩相继娩出，胎体很快娩出，后羊水随之涌出。

（二）护理评估

1. 健康史

了解产程进展情况和胎儿宫内情况，同时了解第一产程的经过及其处理。

2．身心状况

了解子宫收缩的持续时间、间歇时间、强度和胎心情况，询问产妇有无便意感，观察胎头拨露和着冠情况，评估会阴局部情况，结合胎儿预计大小，判断是否需要行会阴切开术。评估产妇目前的心理状态，有无焦虑、急躁、恐惧情绪，对正常分娩有无信心。

3．相关检查

胎儿监护仪监测胎心率及其基线变化，及时发现异常情况并及时处理。

（三）护理措施

1．心理支持

第二产程期间，助产士应陪伴在旁，及时提供产程进展信息，给予安慰、支持和鼓励，缓解其紧张和恐惧，同时协助其饮水、擦汗等生活护理。

2．观察产程进展

此期宫缩频而强，须密切监测胎心，仔细观察胎儿有无急性缺氧情况，应勤听胎心，通常每5～10分钟听1次，最好用胎儿监护仪监测胎心率及其基线变异。若发现胎心减慢，须尽快结束分娩。若发现第二产程延长，应及时查找原因，尽量采取措施结束分娩，避免胎头长时间受压。宫口开全后，胎膜多已自然破裂，若仍未破膜，常影响胎头下降应行人工破膜。

3．指导产妇屏气

宫口开全后，指导产妇正确运用腹压。方法是：产妇双足蹬在产床上，两手握住产床上的把手，宫缩时深吸气屏住，然后如解大便样向下用力屏气以增加腹压。宫缩间歇时，产妇全身肌肉放松休息。宫缩再现时，重复同样的屏气动作，以加速产程。

4．接产准备

初产妇宫口开全、经产妇宫口扩张4cm且宫缩规律有力时，应做好接产准备工作。让产妇卧于产床（或坐于特制产椅上行坐位分娩），两腿屈曲分开，露出外阴部，臀下放便盆或塑料布，用消毒纱布蘸肥皂水擦洗外阴部，顺序是大阴唇、小阴唇、阴阜、大腿内1/3、会阴及肛门周围。然后用温开水冲掉肥皂水，为防止冲洗液流入阴道，冲洗前宜用消毒干纱布球盖住阴道口。最后涂以聚维酮碘（碘伏）消毒，取下阴道口的纱布球和臀下的便盆或塑料布，铺消毒巾于臀下。接产者按无菌操作常规洗手、戴手套及穿手术衣，打开产包，铺好消毒巾，准备接产。

5．接产

（1）评估会阴部发育情况：识别会阴撕裂的诱因，例如会阴水肿、会阴过紧缺乏弹力、耻骨弓过低、胎儿过大、胎儿娩出过快等，均易造成会阴撕裂，接产者在接产前应做出正确的判断，必要时行会阴切开术。

（2）接产要领：保护会阴的同时协助胎头俯屈，让胎头以最小径线在宫缩间歇时缓慢地通过阴道口，是预防会阴撕裂的关键，产妇与接产者密切合作才能做到。胎肩娩出时也要注意保护好会阴。

（3）接产步骤：接产者站在产妇右侧，当胎头拨露使阴唇后联合紧张时开始保护会阴。方法是：在会阴部盖消毒巾，接产者右肘支在产床上，右手拇指与其余四指分开，利用手掌大鱼际肌顶住会阴部。每当宫缩时应向上内方托压，同时左手应轻轻下压胎头枕部，协助胎头俯屈和使胎头缓慢下降。宫缩间歇时，保护会阴的右手稍放松，以免压迫过久引起会阴水肿。当胎头枕部在耻骨弓下方露出时，左手应协助胎头仰伸。此时若宫缩强，应嘱产妇张口哈气以解除腹压，让产妇在宫缩间歇时稍向下屏气，使胎头缓慢娩出。

当胎头娩出见有脐带绕颈一周且较松时，可用手将脐带顺胎肩推下或从胎头滑下。若脐带绕颈过紧或绕颈2周或以上，可用两把血管钳将其一段夹住从中剪断脐带，注意勿伤及胎儿颈部。

胎头娩出后，右手仍应注意保护会阴，不要急于娩出胎肩，而应先以左手自鼻根向下颏挤压，挤出口鼻内的黏液和羊水。然后协助胎头复位及外旋转，使胎儿双肩径与骨盆出口前后径相一致。接产者左手向下轻压胎儿颈部，使前肩从耻骨弓下先娩出，再托胎颈向上，使后肩从会阴前缘缓慢娩出。双肩娩出后，保护会阴的右手方可放松，然后双手协助胎体及下肢相继以侧位娩出，记录胎儿娩出时间。胎儿娩出后，在产妇臀下放一弯盘接血，以测量出血量。

六、第三产程妇女的护理

（一）临床表现

1. 子宫收缩

胎儿娩出后，宫底降至脐平，产妇感到轻松，宫缩暂停数分钟后再现。

2. 胎盘娩出

胎儿娩出后，由于宫腔容积突然明显缩小，胎盘不能相应缩小，胎盘附着面与子宫壁发生错位而剥离。剥离面出血形成胎盘后血肿；子宫继续收缩，增大剥离的面积，直至胎盘完全剥离而排出。

3. 阴道流血

正常分娩的出血量一般不超过300mL。

（二）护理评估

1. 健康史

了解第一、第二产程的经过及其处理。

2. 身心状况

（1）新生儿。① Apgar 评分：用于判断有无新生儿窒息及窒息的严重程度。以出生后 1 分钟内的心率、呼吸、肌张力、喉反射及皮肤颜色 5 项体征为依据，每项为 0～2 分，满分为 10 分。若评分为 8～10 分，属正常新生儿；4～7 分属轻度窒息，又称青紫窒息；0～3 分属重度窒息，又称苍白窒息。②一般状况：评估新生儿身高、体重，体表有无畸形。

（2）胎盘剥离。观察有无出现胎盘剥离的征象，胎盘剥离征象有：①宫体变硬呈球形，胎盘剥离后降至子宫下段，下段被扩张，宫体呈狭长形被推向上，宫底升高达脐上；②剥离的胎盘降至子宫下段，阴道口外露的一段脐带自行延长；③阴道少量流血；④用手掌尺侧在产妇耻骨联合上方轻压子宫下段时，宫体上升而外露的脐带不再回缩。

胎盘剥离及排出方式有两种：①胎儿面娩出式：胎盘从中央开始剥离，尔后向周围剥离，其特点是胎盘先排出，以胎儿面先排出，随后见少量阴道流血，该方式多见；②母体面娩出式：胎盘从边缘开始剥离，血液沿剥离面流出，其特点是先有较多量阴道流血，胎盘后排出，以母体面先排出，该方式少见。

胎盘娩出后评估胎盘胎膜是否完整，有无胎盘小叶或胎膜残留，胎盘周边有无断裂的血管残端，判断是否有副胎盘。

（3）子宫收缩及阴道流血。胎盘娩出前后，了解子宫收缩的强度、频率。胎盘娩出后，子宫迅速收缩，宫底下降平脐，经短暂间歇后，子宫再次收缩成球形，宫底上升。注意评估阴道流血的时间、颜色和量，常用的评估方法有称重法、容积法和面积法。

（4）会阴伤口。细检查软产道，注意有无宫颈裂伤、阴道裂伤及会阴裂伤。

（5）心理状况。评估产妇的情绪状态、对新生儿性别、健康及外形等是否满意，能否接受新生儿，有无进入母亲角色等。

3. 相关检查

根据产妇情况选择必要的检查。

（三）护理措施

1. 新生儿护理

（1）清理呼吸道：用新生儿吸痰管或导尿管轻轻吸除新生儿咽部及鼻腔黏液和羊水，以免发生吸入性肺炎。当确认呼吸道黏液和羊水已吸净而仍未啼哭时，可用手轻拍新生儿足底。新生儿大声啼哭表示呼吸道已通畅，即可处理脐带。

（2）Apgar评分：新生儿Apgar评分4～7分，须采取清理呼吸道、人工呼吸、吸氧、用药等措施；0～3分缺氧严重，须紧急抢救，行喉镜在直视下气管内插管并给氧。

缺氧较严重的新生儿，应在出生后5分钟、10分钟时分别评分，直至连续两次均≥8分为止。1分钟评分反映在宫内的情况，是出生当时的情况；而5分钟及以后评分则反映复苏效果，与预后关系密切。Apgar评分以呼吸为基础，皮肤颜色最灵敏，心率是最终消失的指标。临床恶化顺序依次为皮肤颜色、呼吸、肌张力、反射、心率。复苏有效顺序依次为心率、反射、皮肤颜色、呼吸、肌张力。肌张力恢复越快，则预后越好。

（3）处理脐带：用两把血管钳钳夹脐带，两钳相隔2～3cm，在其中间剪断。用75%乙醇消毒脐带根部及其周围，在距脐根0.5cm处用无菌粗丝线结扎第一道，再在结扎线外0.5cm处结扎第二道，丝线结扎时要注意扎紧，同时避免用力过猛造成脐带断裂。在第二道结扎线外0.5cm处剪断脐带，挤出残余血液，20%高锰酸钾液或5%聚维酮碘溶液消毒脐带断面，注意药液切不可接触新生儿皮肤，以免发生皮肤灼伤。最后脐带断面用无菌纱布覆盖，再用脐带布包扎。

还可以用气门芯、脐带夹、血管钳等方法取代棉线双重结扎法。目前常用气门芯套扎法。将拴有丝线的气门芯消毒后，套入止血钳，用止血钳夹住距脐根部0.5cm处的脐带，在其上端的0.5cm处将脐带剪掉，套拉丝线将气门芯拉长套住脐带上，取下止血钳，挤出脐带残端血后包扎。处理脐带时，应注意新生儿保暖。

（4）一般护理：擦净新生儿足底胎脂，打足印及拇指印于新生儿病历上，经仔细体格检查后，系以标明母亲姓名、床号、住院号、新生儿性别、体重和出生时间的手腕带。将新生儿抱给母亲进行母乳喂养，让母亲将新生儿抱在怀中进行早吸吮。

2. 协助胎盘娩出

正确处理胎盘娩出，可减少产后出血的发生。接产者切忌在胎盘尚未完全剥离时用手按揉、下压宫底或牵拉脐带，以免引起胎盘部分剥离而出血或拉断脐带，甚至造成子宫内翻。当确认胎盘已完全剥离时，于宫缩时以左手握住宫底（拇指置于子宫前壁，其余4指放于子宫后壁）并按压，同时右手轻拉脐带，协助胎盘娩出。当胎盘娩出至阴道口时，接产者用双手接住胎盘，向一个方向旋转并缓慢向外牵拉，协助胎盘胎膜完整娩出。若在胎膜娩出过程中，发现胎膜有部分断裂，可用血管钳夹住断裂上端的胎膜，再继续向原方向旋转，直至胎膜完全娩出。胎盘胎膜娩出后，按摩子宫以刺激子宫收缩、减少出血，同时注意观察并测量出血量。

3．检查胎盘、胎膜

将胎盘铺平，先检查胎盘母体面胎盘小叶有无缺损。若疑有缺损，可用牛乳测试法：从脐静脉注入牛乳，若见牛乳自胎盘母体面溢出，则溢出部位为胎盘小叶缺损部位。然后将胎盘提起，检查胎膜是否完整，再检查胎盘胎儿面边缘有无血管断裂，及时发现副胎盘。副胎盘与正常胎盘分离，但两者间有血管相连。若有副胎盘、部分胎盘残留或大部分胎膜残留时，应在无菌操作下伸手入宫腔取出残留组织。若确认仅有少量胎膜残留，可给予子宫收缩剂待其自然排出。

4．检查软产道

胎盘娩出后，应仔细检查会阴、小阴唇内侧、尿道口周围、阴道及宫颈有无裂伤。若有裂伤，应立即缝合。

5．预防产后出血

正常分娩出血量多数不超过300mL。遇有产后出血史或易发生宫缩乏力的产妇，可在胎儿前肩娩出时静注麦角新碱（ergometriBe）0.2mg，或缩宫素（oxytocin）10U加于25%葡萄糖液静注，也可在胎儿娩出后立即经脐静脉快速注入生理盐水20mL内加缩宫素10U，均能促使胎盘迅速剥离减少出血。若胎盘未完全剥离而出血多时，应行人工剥离胎盘术。若胎儿已娩出30分钟，胎盘仍未排出，但出血不多时，应注意排空膀胱，再轻轻按压子宫及静注子宫收缩剂后仍不能使胎盘排出时，再行人工剥离胎盘术。若胎盘娩出后出血多时，可经下腹部直接注入宫体肌壁内或肌注麦角新碱0.2 ~ 0.4mg，并将缩宫素20U加于5%葡萄糖液500mL内静脉滴注。

6．产后观察

产后应在产房观察2小时，重点观察血压、脉搏、子宫收缩情况、宫底高度、阴道出血量，是否膀胱充盈，会阴及阴道有无血肿等，发现异常及时处理。据临床估计约有80%的产后出血发生在产后2小时内，因此，临床上也有将胎盘娩出后的2小时时期称为第四产程，以重视预防产后出血。

7．提供舒适

为产妇擦汗更衣，及时更换床单及会阴垫，提供清淡、易消化流质食物，帮助产妇恢复体力。

8．情感支持

帮助产妇接受新生儿，协助产妇和新生儿进行皮肤接触和早吸吮，建立母子情感。

第三节 分娩期焦虑与疼痛的护理研究

一、焦虑妇女的护理

分娩是一种正常的生理现象，但也是一次强烈的生理心理应激过程。焦虑（anxiety）是应激反应中最常出现的情绪反应，是个人在对一个模糊的、非特异性威胁做出反应时所经受的不适感和忧虑感。由于分娩过程中存在许多不测和不适，很多产妇临产后情绪紧张，常常处于焦虑心理状态。而焦虑又可影响分娩的进程，最终导致子宫收缩乏力、产程延长及胎儿窘迫等。因此，减轻焦虑成为产科护理工作的重要环节。

（一）护理评估

1. 健康史

详细询问产妇早期发育情况、受教育情况、社会经济状况、婚姻、个性特征及家庭关系；评估产妇孕产史，参与产前教育情况、对分娩相关知识的了解程度；评估产妇日常生活情况，如睡眠、衣着、饮食、自理能力；评估产妇以往面临问题的态度，焦虑的程度及其应对方式。

2. 身心状况

焦虑的产妇在生理方面表现为心悸、血压升高、呼吸加快、出汗、声音变调或颤抖、坐立不安、尿频、恶心或呕吐、头痛、头晕失眠、面部潮红等。在情感方面自述无助感、对分娩缺乏自信、失去控制、预感不幸，常表现为激动、易怒、哭泣、自卑或自责等。焦虑的产妇往往提出许多问题，如：我的孩子正常吗？我能顺产吗？分娩时间需多长？是否需要用药？我的家人能否陪伴我？我将要接受哪些检查和治疗，等等。有时候主动查看病例，或向周围的产妇询问有关分娩时的感受等。

（二）护理措施

1. 提供良好的环境

产妇入院时主动向产妇和家属介绍病房、待产室及产房的环境，使其尽快熟悉和适应环境，消除陌生感及对未知的恐惧感。提供安静舒适、宽敞明亮、无刺激性的分娩环境，以增加产妇的安全感。允许家属的陪伴，消除因家人不在身边的恐惧感。

2. 提供信息

产妇入院后针对其文化程度、心理特点、是否接受过产前健康教育，提供个体化产前教育。宣教内容包括自然分娩的好处和影响分娩的因素、分娩先兆、分娩过程中产妇的身心变化和良好的应对措施。对每项检查及治疗活动事先给予解释、指导。对无手术指征而因害怕分娩疼痛要求以剖宫产终止妊娠的孕妇，耐心做好思想解释工作，增强产妇自然分娩的信心。

3. 建立良好的护患关系

加强与产妇的沟通，鼓励和认真听取产妇的叙述和提问，了解她们所担心的问题及其程度，给予针对性的心理支持。用产妇能听懂的语言进行交流，语言亲切，态度和蔼，不断给予精神上的安慰，鼓励和表扬产妇，使之对分娩充满信心。要尊重产妇并给予同情，不向产妇提要求或强制其做决定，并接受产妇的各种行为表现。医务人员应耐心向产妇讲解每一项检查的目的，通过交谈、抚摸、握手等方式转移产妇的注意力。

4. 协助产妇获得社会支持

产前给予丈夫或家人有关的知识和信息，重点涉及心理关怀、分娩过程概述、引起分娩焦虑的相关因素、伴随症状、与医护的配合等，鼓励家人参与及配合。有条件的医院应允许丈夫或家人在分娩过程中陪伴产妇，向家属说明应耐心听取产妇的诉说，将真诚的关心、理解支持传递给产妇，对产妇表示同情和理解。同时指导家属按摩产妇背部及腰骶部，有条件的医院还可以提供家庭分娩室。

二、疼痛妇女的护理

疼痛（pain）是个体在应对有害刺激过程中所经受的不舒适体验。分娩期疼痛可能是每一位产妇都要经历的不适之一。虽然健康的产妇都可以承受分娩痛，但剧烈疼痛产生的体内神经内分泌反应可引起胎儿和母体的一系列病理生理变化。绝大多数孕妇因分娩过程中所经历的疼痛而困扰，医护人员有责任、有义务通过科学的方法减轻分娩疼痛，让每一位产妇顺利度过分娩，同时享受分娩的喜悦和快乐，促进产后恢复及亲子行为。

（一）分娩疼痛的特点及其产生机制

1. 分娩疼痛的特点

产妇在阴道分娩时感到不同程度的疼痛。大约有50%的产妇感受到难以忍受的剧烈疼痛，35%的产妇感受到可以忍受的中等程度疼痛，15%的产妇有轻微的疼痛感觉。分娩疼痛是一种很独特的疼痛，有别于其他任何病理性疼痛，有它的时间局限性和特征性。对疼痛性质的描述是多样的，大部分是以"痉挛性、压榨性、撕裂样疼痛"来描述，由轻、中度疼痛开始，随宫缩的力度加大而逐渐加剧。分娩疼痛源于宫缩，但不只限于下腹部，会放射至腰骶部、盆腔及大腿根部。

2. 分娩疼痛的产生机制

分娩疼痛的产生机制与下列因素有关：①宫颈生理性扩张刺激了盆壁神经，引起后背下部疼痛；②宫缩时的子宫移动引起腹部肌肉张力增高；③宫缩时子宫血管收缩引起子宫缺氧；④胎头压迫引起会阴部被动伸展而致会阴部固定性疼痛；⑤会阴切开或裂伤及其修复；⑥分娩过程中膀胱、尿道、直肠受压；⑦产妇紧张、焦虑或恐惧可导致害怕、紧张、疼痛综合征。

3. 影响分娩疼痛的因素

分娩期产妇对疼痛的耐受性因人而异，其影响因素有：

（1）心理因素：产妇分娩时的情绪、情感、态度经常影响分娩疼痛。产妇害怕疼痛、出血、胎儿畸形、难产等，产生焦虑和恐惧的心理，结果增加对疼痛的敏感性。如果产妇相信自己有能力战胜分娩疼痛，对分娩有信心，则有助于减轻分娩时的疼痛。

（2）身体因素：产妇的年龄、产次、产妇体重、既往痛经史、难产、体位等许多因素交互影响分娩疼痛。经产妇的宫颈在分娩发动前开始变软，因而对疼痛的感觉较初产妇轻；既往有痛经者血液中分泌更多的前列腺素，会引起强烈的子宫收缩，产生剧烈的产痛；难产时，产妇仍有正常的宫缩，但产程停滞，常常会伴随更为剧烈的疼痛；产妇如果采用垂直体位（坐位、站立、蹲位），疼痛较轻。

（3）社会因素：分娩环境、氛围、对分娩过程的认知、其他产妇的表现、家人的鼓励和支持影响分娩疼痛，如产妇感觉备受关爱或孤独无援，就会减轻或增加痛感。

（4）文化因素：产妇的家庭文化背景、信仰、风俗和产妇受教育的程度是影响疼痛耐受性和反应行为的重要因素。另外，护士本身的文化背景也影响他们对于产妇疼痛的态度，护患之间文化背景差异越大，护士就越不能准确地确定产妇的疼痛程度。

（二）护理评估

1. 健康史

通过产前检查记录了解相关信息，包括生育史、本次妊娠经过、妊娠合并症及并发症、孕期用药情况等。详细询问孕期接受健康教育情况，分娩知识的了解程度，产妇过去对待疼痛的感知、耐受性和对疼痛的处理方法。了解产妇及其支持者对分娩的态度、对镇痛分娩的反应及需求。

2. 身心状况

通过观察、晤谈、调查量表等手段对疼痛程度做全方位的评估。

大多数产妇表述疼痛，感觉身不由己、失去控制、疲惫不堪，表现为呻吟、愁眉苦脸、咬牙、坐立不安等。一些产妇会浑身发抖、寒战样哆嗦、哭泣、呕吐等。疼痛还可以引起散瞳、出汗、心率加快、血压升高、呼吸急促等生理反应，与应激生理反应类似。

疼痛可影响产妇的情绪，产生烦躁、恐惧，甚至绝望感。需要硬膜外麻醉等镇痛疗法的产妇应该评估针刺部位皮肤的完整性。

（三）护理措施

1．一般护理

营造温馨、安全、舒适的家庭化产房，提供产球等设施协助产妇采取舒适的体位，定时督促排尿，及时补充热量和水分，减少不必要的检查。进行各种检查或护理前先将目的、程序告诉产妇，解除紧张心理，操作动作应熟练、轻柔、避免粗暴，尽量减少疼痛刺激。

2．非药物性分娩镇痛干预

（1）分娩准备：通过产前教育，告知产妇分娩过程、可能产生的疼痛及其原因、减轻分娩疼痛的方法，让产妇有充分的思想准备，纠正分娩必痛的错误观念，增加分娩自信和自控感，增加疼痛阈值和耐受性。目前常用的教育方法有拉梅兹分娩法（Lamaze Method）、瑞德法（Dick Read Method）和布莱德雷法（Bradley Method）。

（2）集中和想象：①集中注意力和分散注意力技术有益于缓解分娩疼痛。当子宫收缩时，注视图片或固定的物体等方法转移产妇对疼痛的注意，可缓解对疼痛的感知。②分娩过程中让产妇积极地想象过去生活中某件最愉快事情的情景，同时进行联想诱导，让产妇停留在愉快的情景之中使之更加快乐，这些技术可以大大加强放松效果，护士通过提供安静的环境来帮助产妇达到理想的效果。

（3）呼吸技术：指导产妇在分娩过程中采取产前掌握的各种呼吸技术，达到转移注意力、放松肌肉、减少紧张和恐惧，提高产妇的自我控制感，有效减轻分娩疼痛。常用的这些呼吸技术在第一产程可以增强腹部肌肉，增加腹腔容量，减少子宫和腹壁的摩擦及不适感；在第二产程应用则能增加腹腔压力从而帮助胎儿的娩出；第二产程末期，放松会阴部肌肉使胎儿头部缓缓露出。护士应根据宫缩的强度、频率和持续时间，指导产妇主动地调整呼吸的频率和节律。

（4）音乐疗法：在产程中聆听音乐，产妇的注意力从宫缩疼痛转移到音乐旋律上，分散对产痛的感应力。音乐唤起喜悦的感觉，引导产妇全身放松、有效运用呼吸法，由此减轻焦虑和疼痛。在产前就需要进行音乐训练，以便在产程中挑出产妇最喜欢、最熟悉、最能唤起愉快情绪的音乐，起到最佳的镇痛效果。

（5）导乐陪伴分娩：指在整个分娩过程中有一个富有生育经验的妇女时刻陪

伴在旁边，传授分娩经验，不断提供生理上、心理上、感情上的支持，随时给予分娩指导和生理上的帮助，充分调动产妇的主观能动性，使其主动参与分娩过程，使产妇在轻松、舒适、安全的环境下充分发挥自己的能力，顺利完成分娩过程。根据产妇的需求和医院的条件可选择家属（丈夫、母亲、姐妹）陪伴、接受专门培训的专职人员陪伴、医护人员陪伴。为了产妇享受到导乐分娩无微不至的帮助，应提供获得导乐陪伴分娩的途径，并安排导乐陪伴人员在产前与孕妇进行沟通联系，较早建立相互信任关系。

（6）水中分娩：是指分娩时用温水淋浴，或在充满温水的分娩池中利用水的浮力和适宜的温度，自然分娩的过程。水中分娩通过温热的水温和按摩的水流缓解产妇焦虑紧张的情绪；水的浮力支撑作用使身体及腿部肌肉放松，增加会阴部和软产道的弹性；加上水的向上托力减轻胎儿对会阴部的压迫；适宜的水温还可以阻断或减少疼痛信号向大脑传递；在温水中还便于孕妇休息和翻身，减少孕妇在分娩过程中的阵痛。水中分娩既有其优点，但也存在着一定的风险，因此需要严格掌握适应证，遵守操作流程，遵循无菌操作的原则，在整个分娩过程中实施系统化管理。

（7）经皮神经电刺激疗法：是通过使用表皮层电极神经刺激器，持续刺激背部胸椎和骶椎的两侧，使局部皮肤和子宫的痛阈提高，并传递信息到神经中枢，激活体内抗痛物质和内源性镇痛物质的产生从而达到镇痛目的。此法操作简单，对产妇和胎儿没有危害，产妇还可根据自身耐受程度调节刺激强度和频率。

此外，也可用芳香疗法、催眠术、穴位按摩、热敷等方法减轻疼痛。

3. 药物性分娩镇痛

非药物性镇痛方法不能有效缓解分娩过程中的疼痛，可选用药物性镇痛方法。

（1）药物性分娩镇痛的原则：①对产妇及胎儿不良作用小；②药物起效快，作用可靠，给药方法简便；③对产程无影响或加速产程；④产妇清醒，可参与分娩过程。

（2）方法：常用的方法有：①吸入法：起效快，苏醒快，但应用时须防止产妇缺氧或过度通气。常用的药物有氧化亚氮、氟烷、安氟烷等；②硬膜外镇痛（连续硬膜外镇痛，产妇自控硬膜外镇痛）：镇痛效果较好，常用的药物为布比卡因、芬太尼。其优点为镇痛平面恒定，较少引起运动阻滞；③腰麻—硬膜外联合阻滞：镇痛效果快，用药剂量少，运动阻滞较轻；④连续腰麻醉镇痛（连续蛛网膜下腔阻滞镇痛）：镇痛效果比硬膜外阻滞或单次腰麻阻滞更具优势，但存在着对腰麻后的头痛顾虑。

（3）注意事项：注意观察药物的不良反应，如恶心、呕吐、呼吸抑制等；严密观察是否有硬膜外麻醉的并发症，如硬膜外感染、硬膜外血肿、神经根损伤、下肢感觉异常等，一旦发现异常，应立即终止镇痛，按医嘱对症治疗。

　　疼痛是个人的主观感受，分娩镇痛干预只能减轻痛感并不是完全无痛，应对分娩过程有正确的认识，根据产程的进展情况及产妇的不同需求，选择不同的分娩镇痛干预，护士应帮助产妇和家属选择最适宜的方法。

第五章　产褥期管理及实践

　　产褥期为产妇各系统恢复时期，一些潜在的病变可在产褥期激变（如抑郁症或感染等）。因此，熟悉产褥期妇女的生理和心理变化，对于产褥期妇女实施护理与指导非常重要。本章的学习重点在于产褥期妇女的生理变化特点和产褥期的护理措施。

第一节　产褥期妇女的护理解析

一、正常产褥

　　从胎盘娩出至产妇全身器官除乳腺外恢复至正常未孕状态所需的一段时期，称为产褥期（puerperium），一般为6周。在正常产褥期，产妇的全身各系统尤其是生殖系统发生了较大的生理变化，同时，伴随着新生儿的出生，产妇及其家庭经历着心理和社会的适应过程。这一段时期是产妇身体和心理恢复的一个关键时期，了解这些变化及适应过程对做好产褥期的保健、保证母婴的健康具有重要的意义。

（一）产褥期妇女的生理变化

　　1. 生殖系统

　　（1）子宫是产褥期变化最大的生殖系统，其中又以子宫变化最大。妊娠子宫自胎盘娩出后逐渐恢复至未孕状态的过程称子宫复旧（involution of uterus），主要表现为子宫体肌纤维的缩复、子宫内膜的再生、子宫颈恢复和子宫下段变化。

　　①子宫体肌纤维缩复：子宫体肌纤维在缩复的过程中，肌细胞数量无明显变化，但肌细胞长度和体积却明显缩小，其多余的细胞质变性自溶，在溶酶体酶系作用下，转化成氨基酸进入循环系统，由肾脏排出。随着肌纤维不断缩复，子宫体逐渐缩小，于产后1周子宫缩小至约妊娠12周大小，在耻骨联合上方可扪及；于产后10日子宫降至骨盆腔内，在腹部检查摸不到子宫底；产后6周子宫恢复至正常非妊娠孕前大小。子宫重量也逐渐减少，随着妊娠期子宫潴留的水分和电解质消失，分娩结束

时子宫约重 1000g，产后 1 周时子宫约重 500g，产后 2 周时子宫约重为 300g，产后 6 周子宫逐渐恢复到未孕时 50g。

②子宫内膜再生：胎盘、胎膜从蜕膜海绵层分离排出后，残存的蜕膜分化为两层，表层蜕膜逐渐变性、坏死、脱落，随恶露自阴道排出；接近肌层的子宫内膜基底层逐渐再生新的功能层，形成新的子宫内膜。产后第 3 周除胎盘附着部位以外的子宫内膜基本修复，胎盘附着部位的内膜修复约需至产后 6 周。

③子宫颈复原及子宫下段变化：胎盘娩出后，子宫颈松软、壁薄皱起，外口如袖口状。产后 2 ~ 3 日宫口可容纳 2 指，产后 1 周宫颈内口关闭，宫颈管复原。产后 4 周，子宫颈完全恢复至非孕时形态。由于子宫颈外口在分娩时发生轻度裂伤，且多在子宫颈 3 点及 9 点处，使初产妇的子宫颈外口由产前的圆形（未产型），变为产后的"一"字形横裂（已产型）。产后由于子宫下段收缩，逐渐恢复至非孕时的子宫峡部。

④子宫血管变化：胎盘娩出后，胎盘附着面缩小为原来面积的一半，导致开放的螺旋动脉和静脉窦压缩变窄，胎盘附着面得到有效的止血并形成血栓，最后机化，从而出血逐渐减少至停止。如胎盘附着面被新生的内膜修复期间，因复旧不良出现血栓脱落，可引起晚期产后出血。

（2）阴道分娩后，阴道腔扩大，阴道壁松弛，肌张力低下，黏膜皱襞因过度伸展而减少甚至消失。于产褥期阴道腔逐渐缩小，阴道壁肌张力逐渐恢复，黏膜皱襞约在产后 3 周重新出现，但阴道于产褥期结束时不能完全恢复至未孕时的紧张度。

（3）外阴分娩后的外阴轻度水肿，产后 2 ~ 3 日自行消退。会阴部若有轻度的撕裂或会阴切口缝合后，均能在产后 3 ~ 4 日愈合。处女膜因在分娩时撕裂形成残缺痕迹称处女膜痕。

（4）盆底组织盆底肌及其筋膜，由于分娩时过度扩张导致弹性减弱，且常伴有肌纤维部分断裂。若能于产褥期做产后健身操，盆底肌有可能恢复接近未孕状态。如盆底肌及其筋膜发生严重的断裂造成骨盆底松弛，加之产褥期过早参加重体力劳动或剧烈运动，可导致阴道壁脱垂，甚至子宫脱垂等。

2. 乳房

乳房的主要变化是泌乳。妊娠期孕妇体内雌激素、孕激素、胎盘生乳素升高，使乳腺发育及初乳形成。分娩后雌激素、孕激素水平急剧下降，抑制了催乳激素抑制因子的释放，在催乳激素的作用下，乳房腺细胞开始分泌乳汁。当婴儿吸吮乳头时，由乳头传来的感觉信号，经传入神经纤维抵达下丘脑，通过抑制下丘脑分泌的多巴胺及其他催乳激素抑制因子，使腺垂体催乳激素呈脉冲式释放，促进乳汁分泌。吸吮动作还反射性地引起神经垂体释放缩宫素（oxytocin），缩宫素使乳腺腺泡周围的肌上皮收缩，使乳汁从腺泡、小导管进入输乳导管和乳窦而喷出乳汁，此过程称为喷乳反射。因此，吸吮是保持不断泌乳的关键，不断排空乳房，也是维持泌乳的重要条件。此外，乳汁的分泌还与产妇的营养、睡眠、情绪及健康状况密切相关，故必须保证产妇的休息、睡眠、饮食，避免精神刺激。

母乳喂养对母儿均有益处。母乳中含有丰富的营养物质，尤其是初乳中含有大量抗体，有助于新生儿抵抗疾病的侵袭。哺乳有利于产妇生殖器官及有关器官组织更快地恢复，对母儿均有益处。

产后 7 日内分泌的乳汁称初乳（colostrum），因含 β－胡萝卜素呈淡黄色，含较多有形物质，故质稠。初乳中含有丰富的蛋白质，尤其是免疫球蛋 A G（IgG）和分泌型免疫球蛋白 A（IgA），脂肪和乳糖含量较成熟乳少，极易消化，是新生儿早期的天然食物。产后 7~14 日分泌的乳汁为过渡乳，蛋白质含量逐渐减少，脂肪和乳糖含量逐渐增多。产后 14 日以后分泌的乳汁为成熟乳，蛋白质约占 2%~3%，脂肪约占 4%，糖类约占 8%~9%，无机盐约占 0.4%~0.5%，还有维生素等。初乳和成熟乳均含有大量的免疫抗体，特别是 IgA 可以保护新生儿的肠胃系统。由于多数药物可经母血渗入到乳汁中，故产妇于哺乳期用药时，应考虑药物对婴儿有无不良影响。

3. 血液及其循环系统

产褥早期红细胞计数及血红蛋白值逐渐增多，白细胞总数增加可达（15~30）$\times 10^9$/L，中性粒细胞和血小板数增多，淋巴细胞稍减少，一般于产后 1~2 周恢复至正常水平。红细胞沉降率于产后 3~4 周降至正常。

妊娠期血容量增加，于产后 2~3 周恢复至未孕状态。但产后最初 3 日内，由于子宫缩复和胎盘循环的停止，大量血液从子宫流入体循环，同时妊娠期过多的组织间液回吸收，使体循环血容量增加 15%~25%。特别是产后 24 小时，心脏负担加重，心脏病产妇此时极易发生心力衰竭。

产妇血液于产后仍处于高凝状态，有利于胎盘剥离面形成血栓，减少产后出血量。纤维蛋白原、凝血酶、凝血酶原于产后 2~3 周降至正常。

4. 消化系统

妊娠期胃肠肌张力及蠕动力均减弱，胃液中盐酸分泌量减少，产后需 1~2 周逐渐恢复。产妇因分娩时能量的消耗以及体液大量的流失，产后 1~2 日内常感口渴，喜进流食或半流饮食，但食欲差，以后逐渐好转。产妇因卧床时间长，缺少运动，腹肌及盆底肌肉松弛，加之肠蠕动减弱，容易发生便秘和肠胀气。

5. 泌尿系统

妊娠期体内潴留大量的水分在产褥早期主要由肾脏排出，故产后最初 1 周尿量增多。妊娠期发生的肾盂及输尿管生理性扩张，约需产后 2 ~ 8 周恢复正常。分娩过程中，因膀胱受压，导致黏膜水肿、充血及肌张力降低，会阴伤口疼痛、不习惯卧床排尿等原因，产妇容易发生尿潴留。

6. 内分泌系统

妊娠期腺垂体、甲状腺及肾上腺增大，并发生一系列内分泌改变，于产褥期逐渐恢复至未孕状态。产后雌激素和孕激素水平急剧下降，至产后 1 周已降至未孕水平。胎盘生乳素于产后 6 小时已测不出。垂体催乳素因哺乳于产后数日降至 60μg/L，但仍高于非孕水平；不哺乳者则于产后 2 周降至非孕水平。

月经复潮及排卵时间受哺乳影响，不哺乳产妇一般在产后 6 ~ 10 周月经复潮，产后 10 周左右恢复排卵。哺乳期产妇月经复潮延迟，平均在产后 4 ~ 6 个月恢复排卵，哺乳期产妇首次月经复潮前多有排卵，故哺乳期产妇月经未来潮前仍有受孕的可能。

7. 腹壁的变化

腹部皮肤受妊娠子宫增大影响，部分弹力纤维断裂，腹直肌呈不同程度分离，使产后腹壁明显松弛，其紧张度约需产后 6 ~ 8 周恢复。妊娠期出现的下腹正中线色素沉着，在产褥期逐渐消退。初产妇腹部紫红色妊娠纹变为银白色。

（二）产褥期妇女的心理调适

产后，产妇需要从妊娠期和分娩期的不适、疼痛、焦虑中恢复，需要接纳家庭新成员及新家庭，这一过程称为产褥期心理调适。此时期产妇的心理处于脆弱和不稳定状态，并且面临着潜意识的内在冲突以及为人母所需的情绪调整等问题。随之而来的是家庭关系的改变，经济来源的需求，以及家庭、社会支持系统的寻求。因此，产褥期心理调适的指导和支持是十分重要的。

1. 产褥期妇女的心理变化

产褥期妇女的心理变化与分娩的经历、伤口愈合、体态恢复、婴儿的性别、婴儿的哺乳和健康问题等因素的变化有关。表现为：高涨的热情、希望、高兴、满足感、幸福感、乐观、压抑及焦虑。有的产妇可能因为理想中的母亲角色与现实中的母亲角色的差距而发生心理冲突；因为胎儿娩出后生理上的排空而感到心里空虚；因为新生儿外貌及性别与理想中的不相吻合而感到失望；因为现实中母亲太多的责任而感到恐惧；也为丈夫注意力转移到新生儿而感到失落等。

2. 影响产褥期妇女心理变化的因素

许多因素能影响产褥期妇女的心理变化，主要内容包括：产妇的一般情况、产褥期的恢复、是否有能力胜任母亲的角色、家庭环境和家庭成员的支持等因素，均不同程度地影响产妇的心理变化。

（1）产妇的一般情况

产妇的年龄和身体状况影响产褥期妇女心理适应。①年龄：年龄小于 18 岁的妇女，由于本身在生理、心理及社会等各方面发展尚未成熟，在母亲角色的学习上会遇到很多困难，影响其心理适应。年龄大于 35 岁的妇女，心理及社会等各方面发展比较成熟，但体力和精力下降，容易出现疲劳感，在事业和母亲的角色之间的转换上也会面临更多的冲突，对心理适应有不同程度的影响。②产妇的身体状况：产妇在怀孕时的身体素质如体格是否健康、妊娠过程中有无出现并发症、是否是手术产都会影响产妇的身体状况，对心理适应也会发生不同程度的影响。

（2）产妇对分娩经历的感受

产妇对分娩过程的感受与产妇所具有的分娩知识、对分娩的期望、分娩的方式及分娩过程支持源的获得有关。当产妇在产房的期望与实际的表现有很大的差异时，则会影响其日后的自尊。

（3）社会支持

社会支持系统不但提供心理的支持，同时也提供物质资助。稳定的家庭经济状况、亲朋好友的帮助，特别是家人的理解与帮助，有助于产妇的心理适应，更能胜任新生儿的照顾的角色。

3.产褥期妇女心理调适

产褥期妇女的心理调适主要表现在两方面：确立家长与孩子的关系和承担母亲角色的责任，根据鲁宾研究结果，产褥期妇女的心理调适过程一般经历 3 个时期：

（1）依赖期——产后前 3 日。表现为产妇的很多需要是通过别人来满足，如对孩子的关心、喂奶、沐浴等，同时产妇喜欢用语言表达对孩子的关心，较多地谈论自己妊娠和分娩的感受。较好的妊娠和分娩经历、满意的产后休息、丰富的营养和较早较多地与孩子间的目视及身体接触将有助于产妇较快地进入第二期。在依赖期，丈夫及家人的关心帮助，医务人员的悉心指导是极为重要的。

（2）依赖—独立期——产后 3 ~ 14 日。产妇表现出较为独立的行为，开始注意周围的人际关系，主动参与活动，学习和练习护理自己的孩子，亲自喂奶而不需要帮助。

但这一时期容易产生压抑，可能因为分娩后产妇感情脆弱，太多的母亲责任，因新生儿诞生而产生爱的被剥夺感，痛苦的妊娠和分娩过程，糖皮质激素和甲状腺素处于低水平等因素造成。由于这一压抑的感情和参与新生儿的护理，使产妇极为疲劳，反而加重压抑。消极者可表现为哭泣，对周围漠不关心，停止应该进行的活动等。应及时提供护理、指导和帮助，促使产妇纠正这种消极情绪。加倍地关心产妇，并让其家人参与关心；提供婴儿喂养和护理知识，耐心指导并帮助产妇护理和喂养自己的孩子；鼓励产妇表达自己的心情并与其他产妇交流等，均能提高产妇的自信心和自尊感，促进其接纳孩子、接纳自己，而平稳地应对压抑状态。

（3）独立期——产后2周至1个月。此期，新家庭形成并正常运作。产妇、家人和婴儿已成为一个完整的系统，形成新的生活形态。夫妇两人甚至加上孩子共同分享欢乐和责任，开始恢复分娩前的家庭生活包括夫妻生活。在这一时期，产妇及其丈夫会承受更多的压力，如兴趣与需要、事业与家庭间的矛盾，哺育孩子、承担家务及维持夫妻关系中各种角色的矛盾等。

二、产褥期妇女的护理

（一）临床表现

产褥期是产妇全身器官恢复到孕前状态的关键时期，产妇会出现以下表现。

1. 发热

有些产妇产后24小时内体温稍升高，但不超过38℃，可能与产程中过度疲劳、产程延长或机体脱水有关。产后3～4日因乳房血管、淋巴管极度充盈，乳房胀大，可有37.8～39℃发热，称为泌乳热（breast fever），一般持续4～16小时后降至正常，不属于病态。

2. 恶露

恶露是产后随子宫蜕膜的脱落，含有血液及坏死的蜕膜组织经阴道排出的液体。

3. 会阴伤口水肿或疼痛

分娩时因会阴部撕裂或侧切缝合后，于产后3日内可出现局部水肿、疼痛，拆线后症状自然消失。

4. 产后宫缩痛

产褥早期因宫缩引起下腹部阵发性剧烈疼痛称产后宫缩痛（after.pains）。经产妇宫缩痛较初产妇明显，哺乳者较不哺乳者明显。子宫疼痛时呈强直性收缩，产妇一般可以承受，于产后1～2日出现，持续2～3日自然消失，不需特殊用药。

5. 褥汗

产后一周内，孕妇潴留的水分通过皮肤排泄，在睡眠时明显，产妇醒来满头大汗，习称"褥汗"，不属于病态。

6. 排尿困难及便秘

产后2～3日内产妇往往多尿，并且容易发生排尿困难,特别是产后第1次小便,容易发生尿潴留及尿路感染。产妇因卧床休息、食物中缺乏维生素以及肠蠕动减弱,常发生便秘。

7. 乳房胀痛或皲裂

产后 1 ~ 3 日若没有及时哺乳或排空乳房，产妇可有乳房胀痛。哺乳产妇尤其是初产妇在最初几日哺乳后容易出现乳头皲裂，表现为乳头红、裂开，有时有出血，哺乳时疼痛。

8. 乳腺炎

当产妇乳房出现局部红、肿、热、痛时，或有痛性结节，提示患有乳腺炎。

9. 产后压抑

主要表现为易哭、易激惹、忧虑、不安，有时喜怒无常，一般 2 ~ 3 日后自然消失，有时可持续达 10 日。

（二）处理原则

为产妇提供支持和帮助，促进舒适，促进产后生理功能恢复，预防产后出血、感染等并发症发生，促进母乳喂养成功。

（三）护理评估

1. 健康史

产妇的健康史应该包括对妊娠前、妊娠过程和分娩过程进行全面评估。

（1）妊娠前：产妇的身体健康状况，有无慢性疾病。

（2）妊娠期：有无妊娠期的并发症或合并症病史。

（3）分娩期：分娩是否顺利、产后出血量、会阴撕裂程度、新生儿出生后的 Apgar 评分等内容。

2. 身心状况

（1）躯体状态

生命体征：①体温：多在正常范围，产后 3 ~ 4 日出现的发热可能与泌乳热有关，但需要排除其他原因尤其是感染引起的发热。②脉搏：每分钟 60 ~ 70 次。脉搏过快应考虑发热、产后出血引起休克的早期症状。③呼吸：每分钟 14 ~ 16 次。④血压：平稳，和产前一致，妊娠期高血压疾病孕妇产后血压明显降低或恢复正常。

产后出血量：产后出血总量一般不超过 300mL。如阴道流血量多或血块大于 1cm，最好用弯盆放于产妇臀下，以准确评估出血量；如阴道流血量不多，但子宫收缩不良、宫底上升者，提示宫腔内有积血；如产妇自觉肛门坠胀感，多有阴道后壁血肿；子宫收缩好，但有鲜红色恶露持续流出，多提示有软产道损伤。

生殖系统：①子宫：产后当日，子宫底平脐或脐下一横指，因子宫颈外口升至坐骨棘水平，使宫底稍上升至平脐，以后每日下降 1 ~ 2cm，产后 10 日在耻骨联合上方扪不到子宫底。产后哺乳吸吮乳头反射性地引起缩宫素分泌增加，促进子宫收缩。每日应在同一时间评估产妇的子宫底高度。评估前，嘱产妇排尿后平卧，双膝稍屈曲，腹部放松，解开会阴垫，注意遮挡及保暖。先按摩子宫使其收缩后，再测耻骨联合上缘至子宫底的距离。正常子宫圆而硬，位于腹部中央。子宫质地软应考虑是否有产后宫缩乏力；子宫偏向一侧应考虑是否有膀胱充盈。子宫不能如期复原常提示异常。②恶露：每日应观察恶露的量、颜色及气味。常在按压子宫底的同时观察恶露的情况。正常恶露有血腥味，但无臭味，一般持续 4 ~ 6 周，总量可达 250 ~ 500mL。若子宫复旧不全、胎盘或胎膜残留或感染，可使恶露时间延长，并有臭味，提示有宫腔感染的可能。③会阴：阴道分娩者产后会阴有轻度水肿，一般在产后 2 ~ 3 日自行消退。会阴部有缝线者，出现疼痛加重、局部红肿、硬结及分泌物应考虑会阴伤口感染。④宫缩痛：评估产妇疼痛反应程度。

排泄：①排尿：产后 4 小时是否排尿。第 1 次排尿后须评估尿量，如尿量少，应再次评估膀胱的充盈情况，预防尿潴留。此外充盈的膀胱可影响有效的子宫收缩，引起子宫收缩乏力，导致产后出血。②排便：产妇在产后 1 ~ 2 日多不排大便，主要是因为产前接受了灌肠，产后卧床时间长，加之进食较少，但也要评估是否有产后便秘的症状。

乳房：①乳房的类型：评估有无乳头平坦、内陷。②乳汁的质和量：初乳呈淡黄色，质稠，产后 3 日每次哺乳可吸出初乳 2 ~ 20mL。过度乳和成熟乳呈白色。乳量是否充足主要评估两次喂奶之间，婴儿是否满足、安静，婴儿尿布 24 小时湿 6 次以上，大便每日几次，体重增长理想等内容。③乳房胀痛及乳头皲裂：评估乳房出现胀痛的原因，当触摸乳房时有坚硬感，并有明显触痛，提示产后哺乳延迟或没有及时排空乳房。评估乳头皲裂的原因，当初产妇因孕期乳房护理不良或哺乳方法不当，或在乳头上使用肥皂及干燥剂等，容易发生乳头皲裂。

（2）心理状态：产妇在产后 2 ~ 3 日内发生轻度或中度的情绪反应称为产后压抑。产后压抑的发生可能与产妇体内的雌、孕激素水平的急剧下降、产后的心理压力及疲劳等因素有关。因此，要注意评估产妇的以下心理状态。①产妇对分娩经历的感受：是舒适或痛苦，直接影响产后母亲角色的获得。②产妇的自我形象：包括自己形体的恢复，孕期不适的恢复等，关系到是否接纳孩子。③母亲的行为：评估母亲的行为是属于适应性的还是不适应性的。母亲能满足孩子的需要并表现出喜悦，积极有效地锻炼身体，学习护理孩子的知识和技能为适应性行为。相反，母亲不愿接触孩子，不亲自喂养孩子，不护理孩子或表现出不悦、不愿交流，食欲差等为不适应性行为。④对孩子行为的看法：评估母亲是否认为孩子吃得好，睡得好又少哭就是好孩子，因而自己是一个好母亲；而常哭，哺乳困难，常常需要换尿布的孩子是坏孩子，因而自己是一个坏母亲。母亲能正确理解孩子的行为将有利于建立良好的母子关系。⑤其他影响因素：研究表明，产妇的年龄、健康状况、社会支持系统、经济状况、性格特征、文化背景等因素影响产妇的产后心理状态。

（3）社会支持以及家庭氛围：良好的家庭氛围，有助于家庭各成员角色的获得，有助于建立多种亲情关系。相反，各种冲突将不利于各种亲情关系的发展。

3.母乳喂养产妇的评估

（1）生理因素：评估产妇是否有影响母乳喂养的生理因素，如：①严重的心脏病、子痫、肝炎的急性期、艾滋病；②营养不良；③会阴或腹部切口的疼痛；④使用某些药物，如麦角新碱、可待因、安乃近、地西泮（安定）、巴比妥类等。⑤乳房的类型、有无乳房胀痛、乳头皲裂及乳腺炎。

（2）心理因素：评估产妇是否有影响母乳喂养的心理因素，如：①异常的妊娠史；②不良的分娩体验；③分娩及产后的疲劳；④失眠或睡眠不佳；⑤自尊紊乱；⑥缺乏信心；⑦焦虑；⑧压抑。

（3）社会因素：评估产妇是否有影响母乳喂养的社会因素，如：①得不到医护人员或丈夫及家人的关心、帮助；②工作负担过重或离家工作；③婚姻问题；④青少年母亲或单身母亲；⑤母婴分离；⑥知识缺乏（营养知识、喂养知识）。通过观察其喂养动作，判断是否掌握了喂养技能。如喂养得当，喂奶时可听见吞咽声，母亲有泌乳的感觉，喂奶前乳房丰满，喂奶后乳房较柔软。

（四）相关检查

产后常规体检，必要时进行血、尿常规检查，药物敏感试验等。如产后留置导尿管者须定期做尿常规检查，以了解有无泌尿道感染。

（五）护理措施

1.一般护理

为产妇提供一个空气清新，通风良好，舒适、安静的病室环境；保持床单的清洁、整齐、干净。保证产妇有足够的营养和睡眠，护理活动应不打扰产妇的休息。

（1）生命体征：每日测体温、脉搏、呼吸及血压，如体温超过38℃，应加强观察，查找原因，并向医师汇报。

（2）饮食：产后1小时可让产妇进流食或清淡半流饮食，以后可进普通饮食。食物应富有营养、足够热量和水分。若哺乳，应多进蛋白质和多吃汤汁食物，同时适当补充维生素和铁剂，推荐补充铁剂3个月。

（3）排尿与排便：保持大小便通畅。特别是产后4小时内要鼓励产妇及时排尿，如出现排尿困难，可采用以下方法：温开水冲洗会阴，热敷下腹部刺激膀胱肌收缩；也可用针灸方法促其排尿，必要时导尿。鼓励产妇早日下床活动及做产后操，多饮水，多吃蔬菜和含纤维素食物，以保持大便通畅。

（4）活动：产后应尽早适当活动，经阴道自然分娩的产妇，产后6～12小时内即可起床轻微活动，于产后第 2 日可在室内随意走动，按时做产后健身操。行会阴后侧切开或剖宫产的产妇，可适当推迟活动时间，鼓励产妇床上适当活动，预防下肢静脉血栓形成。待拆线后伤口不感疼痛时，也应做产后健身操。由于产妇产后盆底肌肉松弛，应避免负重劳动或蹲位活动，以防止子宫脱垂。

2. 症状护理

（1）产后 2 小时的护理：产后 2 小时内极易发生严重并发症，如出现产后出血、产后心衰、产后子痫和羊水栓塞等。故产后应严密观察生命体征、子宫收缩情况及阴道出血量，注意宫底高度及膀胱是否充盈。

（2）观察子宫复旧及恶露：每日在同一时间评估子宫复旧情况及恶露。如发现异常及时排空膀胱、按摩子宫（子宫部位），按医嘱给予子宫收缩剂；如恶露有异味，常提示有感染的可能，配合医师做好血及组织培养标本的收集和抗生素的应用。

（3）会阴及会阴伤口的护理

①会阴及会阴伤口的冲洗：用 0.05% 聚维酮碘液擦洗外阴，每日 2～3 次；或用 2% 苯扎溴铵（新洁而灭）冲洗或擦洗外阴。擦洗的原则为由上到下，从内到外，会阴切口单独擦洗，擦过肛门的棉球和镊子应弃之。大便后，用水清洗会阴，保持会阴部清洁。

②会阴伤口的观察：会阴部有缝线者，应每日观察伤口周围有无渗血、血肿、红肿、硬结及分泌物，并嘱产妇向会阴伤口对侧卧。

③会阴伤口异常的护理：①会阴或会阴伤口水肿的病人，可以用 50% 硫酸镁湿热敷，产后 24 小时可用红外线照射外阴。②会阴部小血肿者，24 小时后可湿热敷或远红外线灯照射，大的血肿应配合医师切开处理。③会阴伤口有硬结者用大黄、芒硝外敷或用 95% 乙醇湿热敷。④会阴切口疼痛剧烈或产妇有肛门坠胀感，应及时报告医生，以排除阴道壁及会阴部血肿。⑤会阴伤口感染者，应提前拆线引流，并定时换药。

（4）乳房护理：乳房应保持清洁、干燥，经常擦洗。每次哺乳前柔和地按摩乳房，刺激泌乳反射。哺乳时应让新生儿吸空乳房，如乳汁充足孩子吸不完时，应用吸乳器将剩余的乳汁吸出，以免乳汁淤积影响乳汁分泌，并预防乳腺管阻塞及两侧乳房大小不一等情况。

一般护理：哺乳期建议产妇使用棉质乳罩，大小适中，避免过松或过紧。每次哺乳前，产妇应用清水将自己乳头洗净，并清洗双手。乳头处如有痂垢，应先用油脂浸软后再用温水洗净，切忌用乙醇之类擦洗，以免引起局部皮肤干燥、皲裂。如吸吮不成功，则指导产妇挤出乳汁喂养。

平坦及凹陷乳头护理：有些产妇的乳头凹陷，一旦受到刺激乳头呈扁平或向内回缩，婴儿很难吸吮到奶头，可指导产妇做以下练习：

①乳头伸展练习：将两示指平行放在乳头两侧，慢慢地由乳头向两侧外方拉开，牵拉乳晕皮肤及皮下组织，使乳头向外突出。接着将两示指分别放在乳头上侧和下侧，将乳头向上、向下纵形拉开。此练习重复多次，做满15分钟，每日2次。②乳头牵拉练习：用一只手托乳房，另一只手的拇指和中、示指抓住乳头向外牵拉重复10~20次，每日2次。③配置乳头罩：从妊娠7个月起佩戴，对乳头周围组织起到稳定作用。柔和的压力可使内陷的乳头外翻，乳头经中央小孔保持持续突起。

此外，可指导产妇改变多种喂奶的姿势和使用假乳套以利婴儿含住乳头，也可利用吸乳器进行吸引。在婴儿饥饿时可先吸吮平坦一侧，因此时婴儿吸吮力强，容易吸住乳头和大部分乳晕。

乳房胀痛护理：产后3日内，因淋巴和静脉充盈，乳腺管不畅，乳房逐渐胀实、变硬，触之疼痛，可有轻度发热。一般于产后1周乳腺管畅通后自然消失。也可用以下方法缓解：①尽早哺乳：于产后半小时内开始哺乳，促进乳汁畅流。②外敷乳房：哺乳前热敷乳房，可促使乳腺管畅通。在两次哺乳间冷敷乳房，可减少局部充血、肿胀。③按摩乳房：哺乳前按摩乳房，方法为从乳房边缘向乳头中心按摩，可促进乳腺管畅通，减少疼痛。④配戴乳罩：乳房肿胀时，产妇穿戴合适的具有支托性的乳罩，可减轻乳房充盈时的沉重感。⑤生面饼外敷：用生面饼外敷乳房，可促使乳腺管畅通，减少疼痛。⑥服用药物：可口服维生素 B_6 或散结通乳的中药，常用方剂为柴胡（炒）、当归、王不留行、木通、漏芦各15g，水煎服。

乳腺炎护理：轻度乳腺炎时，在哺乳前湿热敷乳房3~5分钟，并按摩乳房，轻轻拍打和抖动乳房，哺乳时先喂患侧乳房，因饥饿时婴儿的吸吮力强，有利于吸通乳腺管。每次哺乳时应充分吸空乳汁，同时增加哺乳的次数，每次哺乳至少20分钟。哺乳后充分休息，饮食要清淡。

乳头皲裂护理：轻者可继续哺乳。哺乳时产妇取舒适的姿势，哺乳前湿热敷乳房3~5分钟，挤出少许乳汁使乳晕变软，让乳头和大部分乳晕含吮在婴儿口中。哺乳后，挤出少许乳汁涂在乳头和乳晕上，短暂暴露使乳头干燥，因乳汁具有抑菌作用，且含丰富蛋白质，能起到修复表皮的作用。疼痛严重者，可用吸乳器吸出喂给新生儿或用乳头罩间接哺乳，在皲裂处涂抗生素软膏或10%复方安息香酸酊，于下次喂奶时洗净。

催乳护理：对于出现乳汁分泌不足的产妇，应指导其正确的哺乳方法，按需哺乳、夜间哺乳，调节饮食，同时鼓励产妇树立信心。此外，可选用以下方法催乳：①中药涌泉散或通乳丹加减，用猪蹄2只炖烂吃肉喝汤。②针刺合谷、外关、少泽、膻中等穴位。

退乳护理：产妇因疾病或其他原因不能哺乳时，应尽早退奶。最简单的退奶方法是停止哺乳，不排空乳房，少进汤汁，但有半数产妇会感到乳房胀痛，可口服镇痛药物，2～3日后疼痛减轻。目前不推荐雌激素或溴隐亭退奶。其他退奶方法：①可用生麦芽60～90g，水煎服，每日1剂，连服3～5日，配合退奶；②芒硝250g分装于两个布袋内，敷于两侧乳房并包扎固定，湿硬后及时更换，直至乳房不胀为止；③维生素B_6 200mg口服，每日3次，共5～7日。

3. 母乳喂养指导

世界卫生组织提倡母乳喂养，是近年来国内外大力提倡的喂养婴儿的方法。母乳喂养有利于母婴的健康，因此，对于能够进行母乳喂养的产妇进行正确的喂养指导具有重要的意义。

（1）一般护理指导

创造良好休养环境：为产妇提供一个舒适、温暖的母婴同室环境进行休息。多关心、帮助产妇，使其精神愉快，并树立信心。产后3日内，应主动为产妇及孩子提供日常生活护理，以避免产妇劳累。同时指导和鼓励丈夫及家人参与新生儿的护理活动，培养新家庭的观念。

休息：充足的休息对保证乳汁分泌是十分重要的。嘱产妇学会与婴儿同步休息，生活要有规律。

营养：泌乳所需要的大量能量及新生儿生长发育需要的营养物质是通过产妇的饮食摄入来保证的。因此，产妇在产褥期及哺乳期所需要的能量和营养成分较未孕时高。产妇营养供给原则：①热量：每日应多摄取2100kJ（500kcal），但总量不要超过9620kJ/d（2300kcal/d）；②蛋白质：每日增加蛋白质20g；③脂肪：控制食物中总的脂肪摄入量，保持脂肪提供的热量不超过总热量的25%，每日胆固醇的摄入量应低于300mg；④无机盐类：补充足够的钙、铁、硒、腆等必需的无机盐；⑤饮食中应有足够的蔬菜、水果及谷类；⑥锻炼：产妇营养过剩可造成产后肥胖，配合适当的锻炼以维持合理的体重。

（2）喂养方法指导：每次喂奶前产妇应用香皂洗净双手，用清水擦洗乳房和乳头，母亲及婴儿均取一个舒适的姿势，最好坐在直背椅子上，如会阴伤口疼痛无法坐起哺乳，可取侧卧位，使母婴紧密相贴。

哺乳时间：原则是按需哺乳。一般产后半小时内开始哺乳，此时乳房内乳量虽少，但通过新生儿吸吮动作可刺激乳汁分泌。产后1周内，是母体泌乳的过程，哺乳次数应频繁些，每1～3小时哺乳1次，开始每次吸吮时间3～5分钟，以后逐渐延长，但不要超过20分钟，以免使乳头浸泽、皲裂而导致乳腺炎。

哺乳方法：哺乳时，先挤压乳晕周围组织，挤出少量乳汁以刺激婴儿吸吮，然后把乳头和大部分乳晕放在婴儿口中，用一只手托扶乳房，防止乳房堵住婴儿鼻孔。哺乳结束时，用示指轻轻向下按压婴儿下颌，避免在口腔负压情况下拉出乳头而引起局部疼痛或皮肤损伤。哺乳后，挤出少许乳汁涂在乳头和乳晕上。

注意事项：①每次哺乳时都应该吸空一侧乳房后，再吸吮另一侧乳房；②每次哺乳后，应将婴儿抱起轻拍背部 1~2 分钟，排出胃内空气，以防吐奶；③哺乳后产妇佩戴合适棉制乳罩；④乳汁确实不足时，应及时补充按比例稀释的牛奶；⑤哺乳期以 10 个月至 1 年为宜。

4. 健康教育

（1）一般指导：产妇居室应清洁通风，合理饮食保证充足的营养。注意休息，合理安排家务及婴儿护理，注意个人卫生和会阴部清洁，保持良好的心境，适应新的家庭生活方式。

（2）适当活动：经阴道分娩的产妇，产后 6~12 小时内即可起床轻微活动，于产后第 2 日可在室内随意走动。行会阴侧切或行剖宫产的产妇，可适当推迟活动时间。产后 2 周时开始做膝胸卧位，可预防或纠正子宫后倾。

（3）出院后喂养指导：①强调母乳喂养的重要性，评估产妇母乳喂养知识和技能，对有关知识缺乏的产妇及时进行宣教；②保证合理的睡眠和休息，保持精神愉快并注意乳房的卫生，特别是哺乳母亲上班期间应注意摄取足够的水分和营养；③上班的母亲可于上班前挤出乳汁存放于冰箱内，婴儿需要时由他人哺喂，下班后及节假日坚持自己喂养；④告知产妇及家属如遇到喂养问题时可选用的咨询方法（医院的热线电话，保健人员、社区支持组织的具体联系方法和人员等）。

（4）产后健身操：产后健身操可促进腹壁、盆底肌肉张力的恢复，避免腹壁皮肤过度松弛，预防尿失禁、膀胱直肠膨出及子宫脱垂。根据产妇的情况，运动量由小到大，由弱到强循序渐进练习。一般在产后第 2 日开始，每 1~2 日增加 1 节，每节做 8~16 次。出院后继续做产后健身操直至产后 6 周。

第 1 节：仰卧，深吸气，收腹部，然后呼气。

第 2 节：仰卧，两臂直放于身旁，进行缩肛与放松动作。

第 3 节：仰卧，两臂直放于身旁，双腿轮流上举和并举，与身体呈直角。

第 4 节：仰卧，髋与腿放松，分开稍屈，脚底放在床上，尽力抬高臀部及背部。

第 5 节：仰卧坐起。

第 6 节：跪姿，双膝分开，肩肘垂直，双手平放床上，腰部进行左右旋转动作。

第 7 节：全身运动，跪姿，双臂支撑在床上，左右腿交替向背后高举。

（5）计划生育指导：产后 42 日之内禁止性交。根据产后检查情况，恢复正常性生活，并指导产妇选择适当的避孕措施，一般哺乳者宜选用工具避孕，不哺乳者可选用药物避孕。

（6）产后检查：包括产后访视及产后健康检查。

产后访视：由社区医疗保健人员在产妇出院后3日内、产后14日、产后28日分别做3次产后访视，通过访视可了解产妇及新生儿健康状况，内容包括：①了解产妇饮食、睡眠及心理状况；②观察子宫复旧及恶露；③检查乳房，了解哺乳情况；④观察会阴伤口或剖宫产腹部伤口情况，发现异常给予及时指导。

产后健康检查：告知产妇于产后42日带孩子一起来医院进行一次全面检查，以了解产妇全身情况，特别是生殖器官的恢复情况及新生儿发育情况。产后健康检查包括全身检查和妇科检查。全身检查主要是测血压、脉搏，查血、尿常规等；妇科检查主要了解盆腔内生殖器是否已恢复至非孕状态。

第二节　正常新生儿的护理及实践

足月新生儿系指孕龄满37周至不足42周，出生体重 ≥ 2500g的新生儿。新生儿期系指胎儿出生后断脐到满28日的一段时间。

一、正常新生儿生理特点

（一）体温

新生儿体温调节中枢发育不完善，皮下脂肪少，体表面积相对较大。因此，其体温可随外环境温度的变化而波动。

（二）皮肤黏膜

新生儿出生时体表覆盖一层白色乳酪状胎脂，它具有保护皮肤、减少散热的作用。新生儿皮肤薄嫩，易受损伤而发生感染。新生儿口腔黏膜血管丰富，两面颊部有较厚的脂肪层，称颊脂体，可帮助吸吮；硬腭中线两旁有黄白色小点称上皮珠，齿龈上有白色韧性小颗粒称牙龈粟粒点。上皮珠和牙龈粟粒点是上皮细胞堆积或黏液腺分泌物蓄积形成，出生后数周自然消失，切勿挑破以防感染。

（三）呼吸系统

新生儿出生后约10秒钟发生呼吸运动；因新生儿肋间肌较弱，故主要以腹式呼吸为主；新生儿代谢快，需氧量多，呼吸浅而快，40 ~ 60次/分，2日后降至每分钟20 ~ 40次/分；可有呼吸节律不齐。

（四）循环系统

新生儿耗氧量大，故心率较快，睡眠时平均心率为 120 次 / 分，醒时可增至 140 ~ 160 次 / 分，且易受啼哭、吸乳等因素影响而发生波动，范围为 90 ~ 160 次 / 分。新生儿血流多集中分布于躯干及内脏，因此，可触及肝脾，四肢容易发冷、发绀；新生儿红、白细胞计数较高，以后逐渐下降至婴儿正常值。

（五）消化系统

新生儿胃容量较小，肠道容量相对较大，胃肠蠕动较快以适应流质食物的消化；新生儿吞咽功能完善，胃呈水平位，胃贲门括约肌不发达，哺乳后易发生溢乳；消化道可分泌除胰淀粉酶外的其他消化酶，因此，新生儿消化蛋白质的能力较好，消化淀粉的能力相对较差。

（六）泌尿系统

新生儿肾单位数量与成人相似，肾小球滤过功能、浓缩功能较成人低，容易发生水、电解质紊乱；输尿管较长，弯曲度大，容易受压或扭转而发生尿潴留或泌尿道感染。

（七）神经系统

新生儿大脑皮层及锥体束尚未发育成熟，故新生儿动作慢而不协调，肌张力稍高，哭闹时可有肌强直；大脑皮层兴奋性低，睡眠时间长，眼肌活动不协调，对明暗有感觉，具有凝视和追视能力，有角膜反射及视、听反射；味觉、触觉、温觉较灵敏，痛觉、嗅觉、听觉较迟钝；有吸吮、吞咽、觅食、握持、拥抱等先天性反射活动。

（八）免疫系统

新生儿在胎儿期从母体获得多种免疫球蛋白，主要是 IgG、IgM、IgA，故出生后 6 个月内具有抗传染病的免疫力，如麻疹、风疹、白喉等；新生儿缺乏免疫球蛋白 A（IgA）抗体，易患消化道、呼吸道感染；新生儿主动免疫发育不完善，巨噬细胞对抗原的识别能力差，免疫反应迟钝；新生儿自身产生的免疫球蛋白 M（IgM）不足，缺少补体及备解素，对革兰阴性菌及真菌的杀灭能力差，易引起败血症。

二、临床表现

（一）体温改变

正常腋下体温为 36 ~ 37.2℃，体温超过 37.5℃者见于室温高、保温过度或脱水；体温低于 36℃者见于室温较低、早产儿或感染等。

（二）皮肤、巩膜发黄

新生儿出生后 2 ~ 3 日出现皮肤、巩膜发黄，持续 4 ~ 10 日后自然消退，称生理性黄疸。原因是由于新生儿出生后体内红细胞破坏增加，产生大量间接胆红素，而肝脏内葡萄糖醛酸转移酶活性不足，不能使间接胆红素全部结合成直接胆红素排出体外，导致高胆红素血症。

（三）体重减轻

新生儿出生后 2 ~ 4 日体重下降，下降范围一般不超过 10%，4 日后回升，7 ~ 10 日恢复到出生时水平，属生理现象。主要和摄入少，经皮肤及肺部排出的水分相对较多有关。

（四）乳腺肿大及假月经

由于受胎盘分泌的雌孕激素影响，新生儿出生后 3 ~ 4 日可出现乳腺肿胀，2 ~ 3 周后自行消失。女婴出生后 1 周内，阴道可有白带及少量血性分泌物，持续 1 ~ 2 日后自然消失。

三、处理原则

维持新生儿正常生理状态，满足生理需求，防止合并症的发生。

四、护理评估

出生时评估以及入母婴同室时评估一般在出生 24 小时内进行。

（一）健康史

（1）既往史：了解家属的特殊病史，母亲既往妊娠史。

（2）本次孕产史：本次妊娠的经过，胎儿生长发育及其监测结果，分娩经过，产程中胎儿情况。

（3）新生儿出生史：出生体重、性别、Apgar 评分及出生后检查结果等。

（4）新生儿记录：检查出生记录是否完整，包括床号、住院号、母亲姓名、性别、出生时间，新生儿脚印、母亲手印是否清晰，并与新生儿身上的手圈核对。

（二）身体评估

评估时注意保暖，可让母亲在场以便指导。

（1）一般检查：注意新生儿的发育、反应，观察皮肤颜色，有无瘀斑、产伤或感染灶。

①体重：一般在沐浴后测裸体体重。正常体重儿为 2500g 至不足 4000g。体重 ≥ 4000g 见于父母身材高大、多胎经产妇、过期妊娠或孕妇有糖尿病等；体重 < 2500g 见于早产儿或足月小样儿。

②身高：测量头顶最高点至脚跟的距离，正常为 45 ~ 55cm。

③体温：一般测腋下体温。正常为 36 ~ 37.2℃，体温可随外界环境温度变化

而波动。

④呼吸：于新生儿安静时测1分钟。正常为40～60次/分。产时母亲使用麻醉剂、镇静剂或新生儿产伤可使新生儿呼吸减慢；室内温度改变过快、早产儿可出现呼吸过快；持续性呼吸过快见于呼吸窘迫综合征、膈疝等。

⑤心率：一般通过心脏听诊获得。由于心脏容量小，每次搏血量较少，心率较快，可达120～140次/分。

（2）头面部：观察头颅大小、形状，有无产瘤、血肿及皮肤破损；检查囟门大小和紧张度，有无颅骨骨折和缺损；巩膜有无黄染或出血点；口腔有无唇腭裂等。

（3）颈部：注意颈部对称性、位置、活动范围和肌张力。

（4）胸部：观察胸廓形态、对称性，有无畸形；呼吸时是否有肋下缘和胸骨上下软组织下陷；通过心脏听诊了解心率、节律，各听诊区有无杂音；通过肺部听诊判断呼吸音是否清晰，有无啰音及啰音的性质和部位。

（5）腹部：出生时腹形平软，以后肠管充满气体，腹略膨出。观察呼吸时胸腹是否协调，外形有无异常；触诊肝脾大小；听诊肠鸣音。

（6）脐带：观察脐带残端有无出血或异常分泌物。如脐部红肿或分泌物有臭味，提示脐部感染。

（7）脊柱、四肢：检查脊柱、四肢发育是否正常，四肢是否对称，有无骨折或关节脱位。

（8）肛门、外生殖器：肛门外观有无闭锁。外生殖器有无异常，男婴睾丸是否已降至阴囊，女婴大阴唇有无完全遮住小阴唇。

（9）大小便：正常新生儿出生后不久排小便，出生后10～12小时内排胎便。如24小时后未排胎便，应检查是否有消化道发育异常。

（10）肌张力、活动情况：新生儿正常时反应灵敏、哭声洪亮、肌张力正常。如中枢神经系统受损可表现为肌张力及哭声异常。睡眠时，予以刺激引起啼哭后观察。

（11）反射：通过观察各种反射是否存在，可以了解新生儿神经系统的发育情况。存在有觅食反射、吸吮反射、拥抱、握持等反射，随着小儿的发育逐渐减退，一般于出生数月后消失。

（12）亲子互动：观察母亲与孩子间沟通的频率、方式及效果，评估母亲是否存在拒绝喂养新生儿行为。

（三）日常评估

如进入母婴同室时评估新生儿无异常，以后改为每8小时评估1次或每日评估1次，同时做好评估记录，如有异常应增加评估次数。

五、护理措施

（一）一般护理

（1）环境：新生儿居室的温度与湿度应随气候温度变化调节，房间宜向阳，光线充足、空气流通，室温保持在 24 ~ 26℃，相对湿度在 50% ~ 60% 为宜；一张母亲床加一张婴儿床所占面积不少于 $6m^2$。

（2）生命体征：定时测新生儿体温，体温过低者加强保暖，过高者采取降温措施。观察呼吸道通畅情况，保持新生儿取侧卧体位，预防窒息。

（3）安全措施

①新生儿出生后，将其右脚印及其母亲右拇指印印在病历上。

②新生儿手腕上系上写有母亲姓名、新生儿性别、住院号的手圈。

③新生儿床应配有床围，床上不放危险物品，如锐角玩具、过烫的热水袋等。

（4）预防感染

①房间内应配有手消毒液，以备医护人员或探视者接触新生儿前消毒双手用。

②医护人员必须身体健康，定期体检。如患有呼吸道、皮肤黏膜、肠道传染性疾病者应暂调离新生儿室。

③新生儿患有脓疱疮、脐部感染等感染性疾病时，应采取相应的消毒隔离措施。

（二）喂养护理

新生儿喂养方法有：母乳喂养、人工喂养和混合喂养。

（1）母乳喂养：世界卫生组织提倡母乳喂养，实施母婴同室。母乳喂养对母婴均有益，是近年来大力提倡的一种喂养方法。

优点：对婴儿：①提供营养、促进发育：母乳中所含的各种营养物质最有利于婴儿的消化吸收，而且随着婴儿生长发育的需要，母乳的质和量发生相应的改变。②提高免疫力、预防疾病：母乳中含有多种免疫活性细胞和丰富的免疫球蛋白。免疫活性细胞有巨噬细胞、淋巴细胞等；免疫球蛋白包括：分泌型免疫球蛋白、乳铁蛋白、溶菌酶、纤维结合蛋白、双歧因子等。通过母乳喂养可预防婴儿腹泻、呼吸道和皮肤感染。③保护牙齿：吸吮时肌肉运动可促进面部肌肉正常发育，预防奶瓶喂养引起的龋齿。④有利于心理健康：通过母乳喂养，增加了婴儿与母亲皮肤接触的机会，有助于母婴间的情感联系，对婴儿建立健康的心理具有重要的作用。对母亲：①预防产后出血：吸吮刺激促使催乳素产生，同时促进缩宫素分泌，后者使子宫收缩，减少产后出血。②避孕：哺乳期推迟月经复潮及排卵，有利于计划生育。③降低女性患癌的危险性：母乳喂养还可能减少哺乳母亲患乳腺癌、卵巢肿瘤的可能性。

母乳喂养措施：①早吸吮：正常分娩、母婴健康情况良好时，生后半小时即可哺乳。②母婴同室：让母亲与婴儿一日24小时在一起。③按需哺乳：哺乳的次数、间隔和持续时间由母子双方的需要决定，以婴儿吃饱为度。90%以上健康婴儿生后1个月可建立自己的进食规律。一般开始时1～2小时哺乳1次，以后2～3小时喂1次，逐渐延长到3～4小时1次。

出院支持：出院母亲有问题时可随时得到社区支持组织帮助。

（2）人工喂养：不宜母乳喂养者可选用人工喂养。

奶品的种类：①首选配方乳。②牛奶：是人工喂养的主要奶品。牛奶主要成分为蛋白质、脂肪、糖等，其含量与人乳接近。但酪蛋白含量为人乳的3倍，矿物质和维生素的比例与人乳不同，因此易产生消化不良，不利于婴儿吸收。牛奶中缺乏抗体和酶。③羊奶：营养价值与牛奶相近，但叶酸和铁的含量较少。④豆浆：营养价值较牛奶和羊奶差。

奶量：足月新生儿出生第1日30～60mL/（kg·d），第2日60～90mL/（kg·d），第3日90～120mL/（kg·d），以后每日增加10mL/（kg·d），10日后为体重（g）的1/5。具体的奶量应根据新生儿的情况酌情增减。

奶的配制：①奶粉配制：奶粉与水以1：4的容量比混合，相当于牛奶的浓度；1：6的容量比，相当于3：1的牛奶浓度。②牛奶配制：用鲜牛奶稀释成3：1浓度，加适量糖。

人工喂养的护理：①牛奶配制前应检查奶的质量。②牛奶食用前应煮沸1～3分钟，使其蛋白质、脂肪颗粒变小，有利于吸收。③喂哺前测奶温，避免过烫或过冷。④一般3～4小时喂哺1次，夜间可适当延长喂哺时间。室内温度高时，在两次喂哺之间加喂水分。⑤喂完后，将婴儿竖起轻拍其背部，使其嗳气，防止溢奶。⑥如新生儿吸吮能力低、胃纳不佳或容易溢乳，可行少量多次喂哺。遇新生儿腹泻或其他不适时，应适当稀释奶浓度并减量。⑦婴儿食具应妥善保管，定时煮沸消毒，避免污染。

（三）日常护理

（1）沐浴：沐浴可以清洁皮肤、评估身体状况、促进舒适。其主要方法有：淋浴、盆浴。医院以淋浴为主，家里以盆浴为主。沐浴时应注意：

①温度：室温26～28℃，水温38～42℃，用手腕测试较暖即可。

②沐浴前不要喂奶，新生儿出生后体温未稳定前不宜沐浴。

③预防交叉感染：每个婴儿用一套沐浴用品，所有用物在婴儿沐浴后用消毒液浸泡消毒。

④防止损伤：护士的动作宜轻而敏捷，沐浴过程中手始终接触并保护婴儿。

（2）脐部护理：保持脐部清洁干燥。每次沐浴后用75%乙醇消毒脐带残端及脐轮周围，然后用无菌纱布覆盖包扎。脐带脱落处如有红色肉芽组织增生，轻者可用乙醇局部擦拭，重者可用硝酸银烧灼局部。如脐部有分泌物则用乙醇消毒后涂2.5%碘酊使其干燥。使用尿布时，注意勿超过脐部，以防尿粪污染脐部。

（3）皮肤护理：新生儿娩出后用温软毛巾擦净皮肤羊水、血迹，产后6小时内除去胎脂，剪去过长的指（趾）甲。

（4）臀部护理：尿布松紧适中，及时更换尿布。大便后用温水清洗臀部，揩干后涂上软膏，预防红臀、皮疹或溃疡。如发生红臀，可用红外线照射，每次10～20分钟，每日2～3次。发生皮肤糜烂可用植物油或鱼肝油纱布敷于患处。

（四）免疫接种

（1）卡介苗：足月正常新生儿出生后12～24小时，难产或异常儿出生后3天，无异常时可接种卡介苗。将卡介苗0.1mL射于左臂三角肌下端偏外侧皮内。禁忌证：①体温高于37.5℃；②早产儿；③低体重儿；④产伤或其他疾病者。

（2）乙肝疫苗：正常新生儿出生后1日、1个月、6个月各注射乙肝疫苗1次。

（五）婴儿抚触

抚触是通过抚触者双手对婴儿皮肤各部位进行有次序、有手法技巧的抚摩。抚触可通过对婴儿皮肤温和刺激而传入中枢神经系统产生一系列的生理效应，有利于新生儿生长发育。

1. 婴儿抚触的目的

促进胃液的释放，加快新生儿对食物的消化、吸收；促进新生儿神经系统的发育；增加和改善睡眠；促进血液循环及皮肤新陈代谢；加快免疫系统的完善，提高免疫力；促进母子感情交流。

2. 婴儿抚触的注意事项

（1）抚触时间：一般在出生后24小时开始，应在沐浴后，两次哺乳之间进行。每次抚触10～15分钟，每天2～3次。

（2）抚触室温度：应在28℃以上，全裸时可使用调温的操作台，温度为36℃左右。

（3）物品准备：婴儿润肤油、毛巾、尿布、衣服等。

（4）操作中的注意事项：抚触者操作前要洗净双手，用婴儿润肤油揉搓双手至温暖后，再进行抚触。抚触时可播放柔和的音乐，抚触过程中要与婴儿进行语言和情感交流。抚触时要注意婴儿的反应，如有哭闹，肌张力提高，神经质，活动兴奋性增加，肤色出现变化或呕吐等，应立即停止对该部位的抚触，如持续1分钟以上，应完全停止抚触。

3．抚触手法

（1）头面部：两拇指指腹从新生儿眉间向两侧推；两拇指从下颌部中央向两侧以上滑行，让上下唇形成微笑状；一手托头，用另一手的指腹从前额发际抚向脑后，最后示、中指分别在耳后乳突部轻压一下；换手，同法抚触另半部。

（2）胸部：两手分别从新生儿胸部的外下方（两侧肋下缘）向对侧上方交叉推进，至两侧肩部，在胸部画一个大的交叉，避开新生儿的乳腺。

（3）腹部：示、中指依次从新生儿的右下腹至上腹向下腹移动，呈顺时针方向画半圆，避开新生儿的脐部和膀胱。

（4）四肢：两手交替抓住新生儿的一侧上肢从上臂至手腕轻轻滑行，然后在滑行的过程中从近端向远端分段挤捏。对侧及双下肢方法相同。

（5）手和足：用拇指指腹从婴儿掌面 / 脚跟向手指 / 脚趾方向推进，并抚触每个手指 / 脚趾。

（6）背部：以脊椎为中分线，双手分别平行放在新生儿脊椎两侧，往相反方向重复移动双手；从背部上端开始逐步向下渐至臀部，最后由头顶沿脊椎摸至骶部、臀部。

第六章 妊娠期并发症妇女的护理及实践

妊娠期总会有一些讨厌的疾病伴随左右。常见的妊娠期疾病有妊娠糖尿病、妊娠高血压、妊娠合并心脏病、妊娠中毒等，这些疾病都会给孕妇的身体健康和胎儿的生长发育造成极大的困扰。

第一节 异常妊娠孕妇的护理及实践

一、流产

【案例6-1】

周女士，30岁，孕3产1，平素月经规则，因"停经61天，腹痛伴阴道出血"由急诊收住入院。患者自述停经33天时自测尿HCG阳性，停经50余天时，至医院行B超检查提示：宫内早孕，见心管搏动。其间无明显不适及异常。入院当天晨起无明显诱因下出现阴道少许出血，色暗，随之伴有轻微腹胀痛。4小时后腹痛加剧，阴道出血量明显增加，遂来医院就诊。入院时测T 36.8℃，P 88次／分，R 20次／分，BP 110/68mmHg，下腹部阵发性疼痛。患者神志清楚，面色苍白，精神紧张。妇科检查：子宫前位，增大如孕2月大小，双附件未扪及包块，无压痛及反跳痛，阴道畅，见大量鲜红色血液自宫颈口流出；宫颈口松，呈轻度糜烂，宫颈抬举痛阴性，后穹隆无触痛。称重会阴垫估计阴道出血量达300mL。入院后即开放静脉通路，心电监护，同时拟"孕3产1，孕8周+2天，难免流产"在B超引导下行清宫术。

请问：护士还应完善哪些评估和检查？目前该患者需要采取哪些护理措施？

【分析提示】

应仔细询问患者的过去史，包括有无重大内科疾病史，同时评估入院前出血情况，尽量准确估计患者失血总量。入院后应及时送检血样检查血常规、凝血功能、血HCG等，以利完整评估并指导进一步治疗和护理。在行清宫术后，应协助将宫腔刮出物送病理检查，以明确诊断。

目前护士应定时测量患者血压等生命体征，观察阴道出血量及腹痛情况，保暖，遵医嘱给予静脉补液，防止发生休克，必要时给予吸氧。同时做好患者的心理疏导，给予心理支持。

（一）概述

妊娠不足 28 周、胎儿体重不足 1000 g 而终止者，称为流产（abortion）。流产发生于妊娠 12 周以前者称为早期流产，发生在妊娠 12 周至不足 28 周者称为晚期流产。流产又分为自然流产和人工流产，本节仅讨论自然流产。自然流产的发病率占全部妊娠的 10%～15%，其中早期流产占 80% 以上。

（二）病因

病因包括胚胎因素、母体因素、胎盘因素、免疫因素以及其他因素。

1. 胚胎因素

染色体异常是早期流产最常见的原因。

2. 母体因素

（1）全身性疾病：如严重感染、高热、严重贫血、心力衰竭和慢性肾炎等。

（2）生殖器官疾病：如子宫畸形、子宫肿瘤、宫颈重度裂伤和宫颈内口松弛等。

（3）内分泌失调：如甲状腺功能减退、黄体功能不足、严重糖尿病等。

（4）强烈应激与不良习惯：如性交过频、过量吸烟、酗酒、过度紧张、焦虑等。

3. 胎盘因素

滋养细胞的发育和功能不全是胚胎早期死亡的重要原因。

4. 免疫因素

母胎双方发生免疫不适应，母体排斥胎儿，发生流产；母体内有抗精子抗体，也可发生早期流产。

5. 其他因素

如母儿血型不合、过多接触放射线和砷、铅、甲醛、苯、氯丁二烯等化学物质均可引起流产。此外，妊娠早期行腹部手术、劳动强度过大等也可刺激子宫收缩而引起流产。

（三）临床表现

流产的主要症状是停经后阴道出血和腹痛。

1. 早期流产

首先出现阴道出血，尔后出现腹痛。胚胎或胎儿及其附属物完全排出后，子宫收缩，血窦闭合，出血停止。

2. 晚期流产

流产过程与早产、足月产相似，胎盘继胎儿娩出后排出，一般出血不多。特点是往往先有腹痛，然后出现阴道出血。

（四）临床类型

按照流产发展的不同阶段，可以分为以下临床类型：先兆流产、难免流产、不全流产和完全流产。还有3种特殊情况：稽留流产、习惯性流产和流产合并感染。

1. 先兆流产

停经后先出现少量阴道出血，有时伴有轻微下腹痛、腰痛和腰坠称为先兆流产。妇科检查子宫大小与停经月份相符，宫口未开，胎膜未破，妊娠物未排出。

2. 难免流产

难免流产由先兆流产发展而来，流产不可避免。阴道出血量增多，阵发性腹痛加剧。妇科检查子宫大小与停经周数相符或略小，宫颈口已扩张，胚胎组织尚未排出，晚期难免流产还可有羊水流出或可见胚胎组织堵于宫口。

3. 不全流产

不全流产由难免流产发展而来，妊娠物已经部分排出体外，尚有部分残留子宫内，阴道出血不止，严重时可引起出血性休克。妇科检查子宫小于停经周数，宫颈口已经扩张，宫颈口有妊娠物堵塞及持续性出血。

4. 完全流产

完全流产是指妊娠物已经全部排出，阴道出血逐渐停止，腹痛逐渐消失。妇科检查子宫接近正常大小，宫颈口关闭。

5. 特殊流产

3种特殊情况流产如下：

（1）稽留流产。稽留流产又称过期流产，是指胚胎或胎儿已经死亡而滞留宫腔内未能及时自然排出者。典型表现为早孕反应消失，有先兆流产症状或无任何症状，子宫不再增大反而缩小。若已到中期妊娠，孕妇腹部不见增大，胎动消失。妇科检查宫颈口未开，子宫较停经周数小，质地不软，未闻及胎心。

（2）习惯性流产。习惯性流产是指连续自然流产3次及3次以上者。近年常用复发性流产取代习惯性流产，指连续2次及2次以上的自然流产。每次流产多发生于同一妊娠月份，其临床经过与一般流产相同。患者常无自觉症状，一旦胎膜破裂，胎儿迅速娩出。

（3）流产合并感染。流产过程中，若阴道出血时间长，有组织残留于宫腔内或非法堕胎，有可能引起宫腔感染。严重感染可扩展至盆腔、腹腔甚至全身，并发盆腔炎、败血症及感染性休克。

（四）治疗要点

确诊流产后，应根据自然流产的不同类型进行相应处理。

（1）先兆流产。保胎治疗。患者应卧床休息，禁止性生活，必要时给予对胎儿危害小的药物治疗，如维生素 E、甲状腺片、镇静剂等；对于黄体功能不足的孕妇，每天肌肉注射黄体酮保胎；严密观察病情进展，复查 B 超，了解胚胎发育情况，随时调整治疗方案。

（2）难免流产。一旦确诊，应尽早使胚胎及胎盘组织完全排出。早期流产者，妊娠物送病理检查；晚期流产者，促进子宫收缩，预防感染。

（3）不全流产。一经确诊，应尽快行吸宫术或钳夹术。

（4）完全流产。B超检查证实宫腔内无残留物，若无感染征象，不需要特殊处理。

（5）稽留流严。应及时促使胎儿和胎盘排出。若稽留时间过长，可能发生凝血功能障碍，导致弥散性血管内凝血（DIC），造成严重出血。处理前，应进行凝血功能的检查，并做好输血准备。

（6）习惯性流产。预防为主。应在怀孕前进行必要检查，查出原因，若能纠正者，应于怀孕前治疗。

（7）流产合并感染。治疗原则是积极控制感染，若阴道出血不多，应用广谱抗生素治疗 2～3 天，待控制感染后再行刮宫，清除宫腔残留组织以止血。若阴道出血量多，静脉滴注广谱抗生素和输血的同时，用卵圆钳将宫腔内残留组织夹出，使出血减少，切不可用刮匙全面搔刮宫腔，以免造成感染扩散。

（五）护理评估

1. 健康史

询问患者有无停经史、反复流产史，有无早孕反应及阴道出血，阴道出血的量及持续时间，有无阴道排出物。询问有无腹痛、腹痛性质、部位及程度。了解有无发热，阴道分泌物有无异味。全面了解既往史，有无严重内外科疾病史，有无严重妇科疾病史。了解是否有已知的流产高危因素，评估孕后的生活状况，有无过度疲劳、容易紧张等不良生活习惯，生活中是否曾接触过有害物质等。

2. 身体状况

监测患者的生命体征，评估阴道出血量及颜色，询问是否有阴道其他排出物。评估腹痛部位、持续时间和强度。妇科检查评估子宫大小、双侧附件情况及阴道内有无胚胎组织。

3. 心理—社会状况评估

患者恐惧与悲伤的程度及患者的家庭支持系统是否完善。

4．辅助检查

B超检查和血常规、雌孕激素等实验室检查有助于观察病情变化，明确诊断，指导下一步的处理方案。

（六）护理措施

1．一般护理

先兆流产患者应绝对卧床休息，避免劳累，禁止性生活，由他人协助完成基本生活所需活动。有阴道出血者，使用消毒会阴垫，保持会阴清洁。

2．监测观察

难免流产、不全流产者应及时制止出血，防止休克。措施包括：①监测生命体征变化，迅速建立静脉通道，及时补充血容量并备血。遵医嘱用缩宫素、止血药。②及时做好刮宫术准备，术中密切观察患者状况及生命体征，术后注意阴道出血量及子宫收缩情况。

3．预防感染

各项检查和手术均应遵守无菌操作原则，做好会阴清洁护理，监测体温，定期查血常规，遵医嘱使用抗生素。

4．纠正贫血指导

合理饮食和正确服用铁剂。

5．提供心理支持

协助患者顺利渡过悲伤期，同情和理解患者失去孩子的悲伤心理，加强心理支持，与家属一起帮助患者接受现实尽早平复心情。

6．做好宣教指导

患者术后避孕3个月，禁止性生活1个月。合理选择饮食，注意补充维生素，纠正贫血，增强机体抵抗力。告知患者，清宫术后如有阴道出血淋漓不净或超过平时月经量，阴道分泌物浑浊伴异味，或伴有发热、腹痛等，应及时就诊。

二、早产

【案例 6-2】

李孕妇，29岁，孕1产0，停经32周+2天，出现阴道见红。门诊拟"孕1产0，孕32周+2天，LOA，先兆早产"收住入院。入院体格检查：T 37.0℃，P 78次/分，R 20次/分，BP 110/60mmHg，胎心156次/分，宫高28cm，腹围85cm，宫缩不规则。妇科检查：子宫颈口未开，先露浮，胎膜未破。宫颈光滑，无息肉。阴道出血量少，色暗红。急查B超提示：宫内单胎活婴，胎盘附着于后壁，胎盘下缘距离宫颈内口70mm。入院后嘱卧床休息，给予促胎肺成熟药物（地塞米松）、保胎药物利托君（安宝）静滴。经治疗，宫缩逐渐减少，阴道未再出血。次日改利托君口服保胎。胎心电子监护评 10 分。

请问：护士应从哪些方面对该孕妇进行持续评估？该孕妇需要哪些护理措施？如何给予其健康宣教？

【分析提示】

该孕妇出现早产迹象，入院初步评估诊断为"先兆早产"，入院后护士应持续评估孕妇的宫缩频率及强度变化，监测胎心，观察阴道出血量的变化，宫缩无法抑制时，还需要定期评估宫颈口扩张情况。同时持续评估孕妇心理状况，及时给予心理支持。应指导孕妇卧床休息，给予用药护理和饮食护理；介绍早产的相关知识，取得孕妇的信任，使其积极配合治疗。

（一）概述

妊娠满 28 周至不满 37 足周（196 ~ 258 天）间分娩，称为早产（premature delivery）。此时娩出的新生儿称为早产儿，体重多 <2500 g。国内早产占分娩总数的 5% ~ 15%。约 15% 的早产儿死于新生儿期。

（二）病因

诱发早产的常见原因如下：

1. 孕妇因素

早产合并有感染性疾病、子宫畸形或肌瘤、急性或慢性疾病等。宫颈内口松弛易诱发早产。若孕妇有吸烟、酗酒、外伤、过度疲劳或孕晚期性生活不当也可发生早产。

2. 胎儿、胎盘因素

如前置胎盘、胎盘早剥、胎儿窘迫、胎儿畸形、胎膜早破、胎儿生长受限、羊水过多、多胎等可导致早产。

（三）临床表现

早产的主要临床表现是子宫收缩，最初为不规律宫缩，常伴有少量阴道出血或血性分泌物，以后发展为规律宫缩。其过程与足月临产相似，胎膜早破较足月临产多见。表现为宫颈管先消退，然后扩张。

（四）诊断

妊娠满 28 周至不足 37 周出现规律宫缩（20 分钟 ≥ 4 次，持续不少于 30 秒），伴宫颈缩短不小于 75%，以及进行性宫口扩张 2cm 以上，诊断为早产临产。

诊断早产一般并不困难，但应与妊娠晚期出现的生理性子宫收缩相区别。生理性子宫收缩一般不规则、无痛感，且不伴有宫颈管消退和宫口扩张等改变。

（五）辅助检查

辅助检查在一定程度上能预测早产，方法如下：

（1）阴道B超检查：该方法检查宫颈长度及宫颈内口漏斗形成情况，若测得宫颈内口漏斗长度＞宫颈总长度的25%，或功能性宫颈管长度<3cm，提示早产可能性大。

（2）阴道后穹窿棉拭子检测：该方法检查胎儿纤维连接蛋白（fFN），若fFN阴性，1周内不分娩的预测值为98%，2周内不分娩的预测值为95%。

（六）治疗要点

若胎膜未破，胎儿存活、无胎儿窘迫，无严重妊娠并发症时，应设法抑制宫缩，尽可能延长孕周。若胎膜已破，早产不可避免时，应设法提高早产儿的存活率。

（1）一般治疗。卧床休息，左侧卧位，注意营养。

（2）药物治疗。①抑制宫缩的药物：硫酸镁、利托君等；②控制感染药物：抗生素；③预防新生儿呼吸窘迫综合征药物：肾上腺糖皮质激素。

（3）分娩处理。一般选择经阴道分娩。临产后慎用吗啡、哌替啶等抑制新生儿呼吸中枢的药物。产程中给予产妇吸氧，第二产程可做会阴后一侧切开，预防新生儿颅内出血等。对于胎位异常的早产儿，可在权衡利弊基础上选择剖宫产术。

（七）护理评估

1. 病史评估

孕妇是否存在早产的高危因素，有无妊娠并发症，有无不良孕产史，了解孕妇是否有外伤及不当性生活史。

2. 身心状况评估

胎儿大小，停经月份是否与孕周相符；评估当前产妇的宫缩情况，阴道有无出血，胎膜是否破裂，胎心是否正常。评估产妇的生命体征是否稳定。

3. 心理—社会状况

了解孕妇对早产相关知识的认知程度，评估孕妇的焦虑程度及家庭支持系统是否良好。

（八）护理措施

1. 预防早产

做好孕期保健，嘱孕妇保持心情平静。避免任何易诱发宫缩的活动。

高危孕妇必须多采取左侧体位卧床休息，慎做肛门检查和阴道检查，积极治疗并发症，宫颈内口松弛者应于14～18周或更早些时间行子宫内口缝合术。

2. 病情观察

定时测量产妇生命体征，每班听取胎心，观察宫缩变化。对于破膜的产妇要观察羊水的量及性状。

3. 药物治疗的护理

配合医生使用宫缩抑制剂，积极控制感染，治疗并发症。β肾上腺素受体激动剂的不良反应为心跳加快、血压下降、血糖增高、血钾降低、恶心、出汗、头痛等。

4. 为分娩做准备

如早产不能避免，应尽快决定合理的分娩方式。估计胎儿成熟度低而产程又需较长时间者，可选用剖宫产术结束分娩；经阴道分娩者，应考虑尽可能缩短产程。同时，充分做好早产儿保暖和复苏的准备。

5. 预防新生儿并发症

妊娠<34周且可能1周内分娩的孕妇，应用糖皮质激素肌肉注射，以促进胎肺成熟，预防新生儿呼吸窘迫综合征的发生。分娩时行会阴切开术，防止发生早产儿颅内出血。加强早产儿护理，常规给予肌肉注射维生素 K_1，减少早产儿出血倾向。

6. 心理支持

采用适当的语言向产妇解释早产发生的原因。帮助产妇以良好的心态承担早产儿母亲的角色。鼓励家属给予产妇良好的心理支持。

7. 健康宣教

向产妇及家属讲述早产的相关知识，使之对早产有正确的认识。指导产妇保持个人卫生，防止发生逆行感染。教会产妇及家属掌握护理早产儿的技能。

三、过期妊娠

【案例 6-3】

孕妇张某，27岁，孕3产0，孕42周，因过预产期2周，门诊拟以"孕3产0，孕42周，头位，过期妊娠"收住入院。入院检查：T 36.8℃，P 80次/分，R 20次/分，BP 130/70mmHg。产科检查：宫高36cm，腹围90cm，胎心140次/分，胎方位 LOA，宫缩不规则。阴道检查：子宫颈口未开，宫颈容受50%，胎先露 -3，未破膜。胎心电子监护评10分。询问病史得知孕期未做正规产前检查。平日月经规则，既往身体健康，无内科疾病史。入院后完善各项检查，未发现明显异常。入院当日下午予欣普贝生引产，次日晨临产。临产后6小时，宫口开全，胎先露 +2，胎膜自行破裂，羊水量少，Ⅱ度浑浊，胎心监护发现胎心出现变异减速，即因"胎儿宫内窘迫"，予产钳助娩一名女婴，体重3150 g，Apgar评分1分钟8分，5分钟10分。

请问：护士在该病例中，该从哪些方面对产妇进行评估？需要提供哪些护理措施？

【分析提示】

护士应该全面收集产妇的孕期检查资料、既往病史及孕产史，评估有无妊娠合并症。评估产妇孕周是否与停经月份相符，有无阴道分娩禁忌证。遵医嘱完善各项检查。在阴道试产的过程中，护士应严密观察产程，给予胎心电子监护，观察胎儿情况，及时发现胎心变化，破膜后注意观察羊水性状及量、色的变化。产程中发现胎心异常减速，及时通知医生，做好手术助产及新生儿抢救的准备工作。同时给予心理护理，耐心解释产妇及家属的疑问，做好宣教工作，取得产妇和家属的信任，指导产妇配合医护人员。产后检查软产道有无损伤，观察宫缩情况，防止产后出血。

（一）概述

凡平时月经周期规则，妊娠达到或超过 42 周（≥ 294 天）尚未分娩者，称为过期妊娠（postterm pregnancy）。其发生率占妊娠总数的 3% ~ 15%。

（二）病因

过期妊娠可能与下列因素有关：

（1）雌、孕激素比例失调。雌激素分泌不足，孕激素占优势，延迟分娩发动。

（2）头盆不称，如胎头较大，胎位异常，胎先露浮等，使反射性子宫收缩减少。

（3）胎儿畸形，如无脑儿、垂体缺如等，使雌激素生成减少。

（4）遗传因素，如胎盘硫酸酯酶缺乏症等，伴隐性遗传病。

（三）病理

1. 胎盘

（1）胎盘功能正常：除了重量略有增加外，胎盘外观和镜检均与足月妊娠相似。

（2）胎盘功能减退：胎盘合成、代谢、运输及交换功能均降低。

2. 羊水

妊娠 38 周后，羊水量逐渐减少，妊娠 42 周后羊水迅速减少，约 30% 减至 300mL 以下。羊水粪染率明显提高，是足月妊娠的 2 ~ 3 倍。

3. 胎儿生长模式

胎儿生长模式与胎盘功能有关，可以分为以下 3 种：

（1）正常生长及巨大儿：胎盘功能正常，维持胎儿继续生长，约 25% 成为巨大儿，导致经阴道分娩困难。

（2）胎儿过熟综合征：与胎盘功能减退、胎盘血流灌注不足、胎儿缺氧等因素有关。因羊水减少和胎粪排出，胎儿皮肤黄染，羊膜和脐带呈绿色。

（3）胎儿生长受限：小样儿（小于胎龄儿）可与过期妊娠共存，后者更增加胎儿的危险性，约 1/3 过期妊娠死产儿为生长受限小样儿。

（四）临床表现与诊断

准确核实孕周和判断胎盘功能是否正常是防止过期妊娠的关键。

1. 核实孕周

（1）病史：根据末次月经、排卵日或者性交日期来推算预产期。凡停经≥42周尚未分娩或排卵后≥280天未分娩者均可诊断为过期妊娠。

（2）临床表现：早孕反应开始出现的时间、胎动开始出现的时间及早孕期妇科检查的子宫大小，均有助于推算预产期。

（3）实验室检查：根据B超检查来确定孕周，或根据妊娠初期血、尿HCG增高的时间来推算孕周。

2. 判断胎盘功能

（1）胎动计数：胎动计数>30次/12小时为正常，<10次/12小时或逐天下降超过50%，应视为胎盘功能减退。

（2）胎心电子监护仪检测：无应激实验（NST）每周2次。NST无反应型需要进一步做缩宫素激惹试验。若多次反复出现胎心晚期减速，提示胎盘功能减退，胎儿明显缺氧。

（3）B超检查：观察胎动、胎儿肌张力、胎儿呼吸运动及羊水量等情况。脐血流仪检查胎儿脐动脉S/D值，协助判断胎盘功能与胎儿安危。

（4）尿雌激素与肌酐（E/C）比值：能协助判断胎盘功能与胎儿安危。

（5）羊膜镜检查：观察羊水颜色，若膜已破裂，可直接观察到流出的羊水有无粪染。

（五）治疗要点

应根据胎盘功能、胎儿大小、宫颈成熟度综合分析，选择恰当的分娩方式。

1. 产前处理

有以下情况时应终止妊娠：①宫颈条件成熟；②胎儿≥4000 g或胎儿宫内生长受限；③12小时内胎动10次或NST为无反应型，宫缩应激试验（CST）阳性或可疑时；④持续低尿E/C比值；⑤羊水过少（羊水暗区<3cm）或羊水粪染；⑥并发重度子痫前期。终止妊娠的方法应视情况而定。

2. 产时处理

过期妊娠的胎儿在临产后宫缩应激力往往超过其储备能力，出现隐性胎儿窘迫甚至死亡，对此应有足够认识。尽可能应用胎心监护仪连续监护，及时发现问题，可放宽剖宫产指征，适时选择剖宫产结束分娩，挽救胎儿。

（六）护理评估

1. 病史

护士须认真评估预产期，可使用末次月经、排卵期、B超检查等方法，确认停经周数，便于诊断过期妊娠。确认过期妊娠诊断成立以后，还需要全面评估产妇的过去史、妊娠合并症等。

2. 身心状况评估

胎儿大小、胎儿成熟度、胎儿电子监护结果及羊水情况，判断胎儿是否存在宫内窘迫的症状。评估产妇目前的身体状况、产妇对过期妊娠知识的了解情况及情绪状况。评估产妇的家庭支持系统是否良好。

（七）护理措施

1. 一般护理

正确推算预产期，加强胎儿及胎盘情况的监测。嘱孕妇多取左侧卧位。

2. 提供心理支持

向孕妇及家属介绍过期妊娠对母儿的不良影响，说明适时终止妊娠的必要性及终止妊娠的方法，减轻他们的矛盾心理，并耐心解释他们的疑问。

3. 配合医生做好引产准备

根据胎盘功能情况、胎儿宫内情况及宫颈是否成熟，决定分娩方式，做好新生儿抢救及护理的准备工作。

4. 认真观察产程

鼓励产妇左侧卧位，吸氧，产程中连续监测胎心，注意羊水性状，及早发现胎儿窘迫并及时处理。伴有羊水胎粪污染时，胎儿娩出后应立即在直接喉镜指引下行气管插管吸出气管内容物，以减少胎粪吸入综合征的发生。

5. 加强宣教

孕期加强宣教，使孕妇及家属了解过期妊娠的危害；指导孕妇定期产检，每天计数胎动，增加胎心监护频率；超过预产期1周未临产者，必须到医院检查。

四、异位妊娠

【案例6-4】

黄女士，25岁，因下腹痛伴少量阴道出血来院就诊，尿HCC（＋），B超检查提示：子宫腔内未见孕囊，拟以"宫外孕"急诊入院。入院时患者神志清醒，T 37.2℃，P 110次/分，R 24次/分，BP 95/62mmHg。查体：腹肌轻微紧张，左下腹压痛及反跳痛明显，腹部叩诊无明显移动性浊音。追问病史，患者自诉未婚，有性生活史，平时月经规则，现已停经50余天。妇科检查示：阴道畅，子宫颈呈紫蓝色，伴轻度糜烂，已婚未育式。宫颈口处见少许暗红色血液。双合诊检查：子宫前位，子宫较正常大而软，小于停经日数。宫颈有明显抬举痛。子宫旁左侧可扪及不规则包块，有压痛。予后穹隆穿刺抽出 5mL 暗红色不凝血。

请问：护士还应协助完善哪些方面的检查？该患者目前主要的护理问题是什么？该提供哪些护理措施？

【分析提示】

目前考虑患者宫外孕可能，应进一步给予血 HCG、血常规及 B 超检查以协助诊断。此外还应完善各项手术前准备，以备急诊手术之需。患者目前主要的护理问题是出血及疼痛（Ⅰ～Ⅱ度）。入院后护士应该严密观察病情，监护生命体征，防止休克，完善各项检查，做好术前准备。同时做好患者的心理护理。

（一）概述

受精卵在子宫体腔以外着床称为异位妊娠（ectopic pregnancy），俗称宫外孕。异位妊娠是妇产科常见急腹症之一，发病率约为 1%，是孕产妇的主要死亡原因之一。异位妊娠依受精卵在子宫体腔外种植部位的不同而分为：输卵管妊娠、卵巢妊娠、腹腔妊娠、阔韧带妊娠、宫颈妊娠。其中以输卵管妊娠最常见，占异位妊娠的 95% 左右。输卵管妊娠中，以壶腹部妊娠最多见，约占 78%，其次为峡部、伞部妊娠，间质部妊娠少见（图 6-1）。

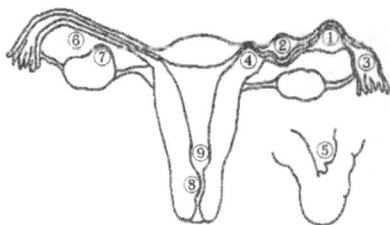

①输卵管壶腹部妊娠；②输卵管峡部妊娠；③输卵管伞部妊娠；④输卵管间质部妊娠；⑤腹腔妊娠；⑥阔韧带妊娠；⑦卵巢妊娠；⑧宫颈妊娠；⑨切口妊娠

图 6-1 异位妊娠的类型

（二）病因

（1）输卵管炎。输卵管炎是异位妊娠的主要病因。炎症使得黏膜皱襞粘连，管腔变窄，或纤毛功能受损，受精卵运行受阻而发生异位妊娠。

（2）输卵管妊娠史或手术史。曾有输卵管妊娠史者，再次妊娠复发率高达 10%；有输卵管绝育或手术史者，输卵管妊娠发生率为 10%～20%。

（3）输卵管发育不良或功能异常。输卵管过长、基层发育差等异常都可影响受精卵的正常运行。

（4）受精卵游走。卵子在一侧输卵管受精，受精卵经宫腔或腹腔进入对侧输卵管，称受精卵游走。

（5）辅助生育技术。辅助生殖技术的运用使得输卵管妊娠、卵巢妊娠、宫颈妊娠等的发生率都有所增加。

（6）其他。精神因素、内分泌失调、宫内节育器放置、肿瘤压迫、胚胎本身缺陷、人工流产、吸烟等都可能造成输卵管妊娠。

（三）临床表现

1. 症状

典型症状为停经后腹痛与不规则阴道出血。

（1）停经：除输卵管间质部妊娠停经时间较长外，其余异位妊娠类型都有 6 ~ 8 周停经史。但有 20% ~ 30% 患者无停经史。

（2）腹痛：是输卵管妊娠患者的主要症状。

（3）阴道出血：胚胎死亡后，常有不规则阴道出血，色暗红，量少呈点滴状，一般不超过月经量。少数患者阴道出血量较多，类似月经，阴道出血可伴有蜕膜碎片排出。

（4）晕厥与休克：由于腹腔急性内出血及剧烈腹痛，轻者出现晕厥，严重者出现失血性休克。

（5）腹部包块：输卵管妊娠流产或破裂所形成的血肿时间较久，与周围组织粘连形成包块时，在腹部有时可被扪及。

2. 体征

（1）一般情况：内出血多者，患者呈贫血貌，可出现休克表现。少数有发热，但通常不超过 38.0℃。

（2）腹部检查：下腹部有明显压痛及反跳痛，以患侧为显著，但腹肌紧张轻微。出血多时，叩诊有移动性浊音。有些患者下腹部可触及包块。

（3）妇科检查：阴道及宫颈口处可有暗红色血液。子宫颈呈紫蓝色，变软，有明显宫颈抬举痛或摇摆痛。内出血多时，子宫可有漂浮感。子宫一侧或其后方可触及肿块，其大小、性状、质地不一，边界多不清楚，有触痛。患侧附件区有明显压痛。后穹窿饱满，有触痛。

（四）诊断

当患者具有典型的症状和体征时，诊断多无困难。但当病情复杂或症状体征不典型时，则容易造成误诊或漏诊。所以需要详细询问病史，尤其是月经史，严密观察病情的变化，同时可结合一些辅助检查做出诊断。

1. 症状

停经后腹痛伴阴道不规则出血。

2. 体征

有内出血体征。

3. 妇科检查

子宫增大伴触痛，附件包块伴压痛。

4. 辅助检查

（1）阴道后穹窿穿刺：适用于怀疑有腹腔内出血的患者。腹腔内出血最易积聚于直肠子宫凹陷。经阴道后穹窿穿刺抽出暗红色不凝血液，说明有腹腔内出血。若穿刺针头误入静脉时，则血液较红，将标本静置 10 分钟左右，血液可凝结。以此可鉴别抽出的标本是腹腔内出血还是静脉血。后穹窿穿刺阴性时，亦不能完全排除宫外孕可能。

（2）妊娠试验：血 β-HCG 测定是诊断早期异位妊娠的重要方法，其结果对保守治疗的效果评价有重要意义。

（3）超声诊断：阴道 B 超检查较腹部 B 超检查准确性高。异位妊娠的超声影像学特点是：宫腔内空虚，宫旁出现低回声区，其内可探及胚芽和原始心管搏动，可确诊为异位妊娠。

（4）腹腔镜检查：是目前诊断异位妊娠的"金标准"。可以在确诊的同时予以治疗。

（5）子宫内膜病理检查：仅适用于阴道出血较多的患者，目的在于排除同时合并宫内妊娠者。宫腔排出物病理检查中见到绒毛，可诊断为宫内妊娠；仅见蜕膜未见绒毛，有助于诊断异位妊娠。

（6）血常规检查：怀疑腹腔内大出血时，每隔半小时或 1 小时复查血常规，若红细胞计数及血红蛋白量进行性降低，有助于内出血的诊断，目前临床已较少应用。

（五）治疗要点

包括期待疗法、药物治疗和手术治疗。

1. 期待疗法

适用于以下患者：①疼痛轻微，出血少；②随诊可靠；③无输卵管妊娠破裂证据；④血 β-HCG<1 000 U/L 且继续下降；⑤输卵管包块直径 <3cm 或未被探及；⑥无腹腔内出血。

2. 药物治疗

（1）中医学治疗：以活血化瘀、消炎为治疗原则，但应严格掌握适应证。

（2）化学药物治疗：常用甲氨蝶呤进行全身治疗。适用于以下患者：①无药物治疗的禁忌证；②输卵管妊娠未发生破裂或流产；③输卵管妊娠包块直径≤4cm；④血β-HCG<2 000 U/L；⑤无明显内出血。

3. 手术治疗

近年来，腹腔镜手术成为治疗异位妊娠的主要方法。根据是否切除输卵管，分为保守手术和根治性手术。手术适应证：①生命体征不稳定或有腹腔内出血征象者；②诊断不明确者；③异位妊娠有进展者；④随诊不可靠者；⑤有期待疗法或药物治疗禁忌证者。

（六）护理评估

1. 病史

应详细评估患者的过去史，尤其是月经史。应问清楚末次月经和前次月经的情况，经量的多少、性状，以确定有无停经史。同时应评估患者有无其他全身性严重的内科疾病，以便进行鉴别诊断。

2. 身心状态

评估患者的生命体征，判断有无内出血的征象，观察有无休克的征象，必要时及时采取抗休克治疗措施。评估阴道出血的量及性状。评估腹痛的性状，腹部触诊有无压痛、反跳痛、肌紧张。同时评估疼痛部位及程度。

在疼痛和阴道出血的状况下，患者往往表现得极为紧张、恐惧、手足无措。此时护理人员应评估患者的情绪状态，给予正性的支持，必要时保护好患者的个人隐私，减轻患者的焦虑情绪。同时评估家庭支持系统是否完备，鼓励家属给患者安慰与信心。

3. 诊断检查

诊断检查包括阴道后穹窿穿刺、B超检查、血β-HCG测定和血常规测定。判断各项检查结果指标是否指向异位妊娠和内出血的诊断。

（七）护理措施

1. 一般护理

嘱患者卧床休息，避免突然或剧烈改变体位的动作。保持会阴清洁，会阴护理每天2次。指导合理饮食，保持大便通畅。

2. 严密观察病情

注意腹痛、阴道出血情况，如阴道出血量增加或腹痛加剧，应及时通知医生。注意观察有无排便感和尿频等症状，保留阴道排出组织和会阴垫。

3. 监测生命体征

注意生命体征的变化，尤其是血压。必要时遵医嘱开通静脉通道，防止发生休克。如血压突然下降，应立即通知医生，同时采取抗休克治疗，做好急诊手术的准备。

4. 保守治疗

保守治疗时，应嘱咐患者注意卧床休息，保持大便通畅，避免腹部压力突然增大，禁止使用止痛剂和灌肠，护士提供相应的生活护理；密切观察患者的生命体征，重视患者主诉；密切观察患者阴道出血量、腹痛程度等症状的发展，及时发现病情变化，及时报告医生，并做好抢救准备；休克患者去枕平卧，立即备血、输液、给氧、保暖，并做好手术前准备。

5. 手术治疗

术前完善各项检查，备皮，指导术前禁食，遵医嘱给予术前药物，向患者解释手术过程，减轻患者焦虑情绪；术后注意观察生命体征情况，注意阴道出血量，关注伤口疼痛及感染迹象，指导术后翻身，鼓励患者尽早下床活动，做好会阴护理，宣教术后饮食的选择。

6. 出院宣教

遵医嘱指导产妇合理避孕，保持良好的卫生习惯，减少盆腔感染机会；术后加强营养，注意休息，保持良好的心态；指导患者定期复查。

五、胎膜早破

【案例 6-5】

黄孕妇，28 岁，G3PO，孕 38+4 周，因阴道流液 4 小时，收住入院。体查：T 37.3℃，P 88 次 / 分，R 20 次 / 分，BP 122/78mmHg。产科检查：宫缩不规则，子宫颈口未开，子宫颈管消退 50%。

头位，胎先露半入盆。可见少量液体自阴道内流出，色清。骨盆内诊无异常。胎心率 138 次 / 分，胎心电子监护评分 10 分。

请问：护士应该从哪些方面对产妇进行评估？针对该产妇应采取哪些护理措施？患者目前存在的主要护理问题是什么？需要提供哪些健康宣教？

【分析提示】

护士应该全面收集产妇的相关资料，包括一般病史和与胎膜早破相关的病史、身心健康情况、辅助检查等。针对胎膜早破的不同孕周与情况，采取相应的护理措施，预防胎膜早破并发症，严密观察病情变化，重视产妇心理护理和饮食护理，做好相应宣教工作。

（一）概述

临产前胎膜自然破裂，称为胎膜早破（premature rupture of membrane，

PROM）。妊娠满 37 周后的胎膜早破发生率为 10％；妊娠不满 37 周的胎膜早破发生率为 2.0％～3.5％。孕周越小，围生儿预后越差。胎膜早破可引起早产、脐带脱垂及母儿感染等并发症。

（二）病因

导致胎膜早破的因素很多，常是多因素所致。常见因素如下：

（1）生殖道病原微生物上行感染引起胎膜炎，使胎膜局部张力下降而引发破裂。

（2）羊膜腔压力增高，常见于双胎、羊水过多及妊娠晚期性交。

（3）胎膜受力不均头盆不称、胎位异常使胎先露部不能衔接，前羊水囊所承受压力不均，导致胎膜破裂。

（4）营养因素。缺乏维生素 C、微量元素锌和铜，可使胎膜抗压能力下降，易引起胎膜早破。

（5）宫颈内口松弛。宫颈组织结构薄弱，使宫颈内口松弛，可使胎囊失去正常的支持力，加之此处胎膜接近阴道，缺乏宫颈黏液保护，易受病原微生物感染，导致胎膜早破。

（6）细胞因子。白细胞介素 –6（IL–6）、白细胞介素 –8（IL–8）、肿瘤坏死因子（TNF–α）升高，可激活溶酶体酶，破坏羊膜组织，导致胎膜早破。

（三）临床表现与诊断

1. 临床表现

孕妇突感有较多液体从阴道流出，有时可混有胎脂及胎粪，继而少量间断性排出，无腹痛等其他产兆。肛诊时将胎先露部上推，可见阴道流液量增加。阴道窥器检查见阴道后穹窿有羊水积聚或有羊水自宫口流出，即可确诊胎膜早破。伴羊膜腔感染时，阴道流液有臭味，并有发热，母儿心率增快，子宫压痛，白细胞计数增高、C 反应蛋白升高。隐匿性羊膜腔感染时，无明显发热，但常出现母儿心率增快。

2. 辅助检查

（1）阴道液 pH 测定：正常阴道液 pH 为 4.5～5.5，羊水 pH 为 7.0～7.5。若 pH ≥ 6.5，提示胎膜早破，准确率为 90％。血液、尿液、宫颈黏液、精液及细菌污染可出现假阳性。

（2）阴道液涂片检查：阴道液置于载玻片上，干燥后镜检可见羊齿植物叶状结晶，诊断胎膜早破的准确率为 95％。涂片用 0.05％亚甲蓝染色见淡蓝色或不着色胎儿皮肤细胞及毳毛。用 0.5％硫酸尼罗蓝染色，于镜下见橘黄色胎儿上皮细胞；用苏丹Ⅲ染色见黄色脂肪小粒，均可确定为羊水。

（3）羊膜镜检查：可直视胎先露部，如看不到前羊膜囊，即可诊断。

（4）其他检查：如胎儿纤维结合蛋白测定、羊膜腔感染检测、超声检查等。

（四）治疗要点

根据孕周及有无其他产科并发症等情况，治疗上有期待疗法和尽快终止妊娠两种治疗方案。

1. 期待疗法

破膜在 28 ～ 35 周、胎膜早破不伴感染、羊水平段 ≥ 3cm、孕妇迫切要求保胎者，可施行期待疗法。

（1）卧床休息：对于胎头未衔接者，应绝对卧床，抬高床尾。

（2）一般要求：保持外阴清洁，避免不必要的阴道检查，检查子宫有无压痛。

（3）严密观察：观察产妇的体温、脉搏、心率、宫缩情况及阴道流液情况，包括液体的颜色、性状、量、气味。观察胎儿心率。

（4）实验室检查：如阴道菌群培养、血白细胞计数和分类等。

（5）适时用药：破膜 >12 小时，应给予抗生素预防感染；妊娠 35 周前，应给予地塞米松或倍他米松，以促进胎肺成熟；有宫缩者，给予宫缩抑制剂。

2. 终止妊娠

妊娠 35 周以后或使用期待疗法期间出现感染迹象者，均应立即终止妊娠。

（1）经阴道分娩：妊娠 35 周后，胎肺成熟且无其他禁忌证者，可观察 12 ～ 18 小时，若仍未临产则做好引产或剖宫产术准备。

（2）剖宫产：胎头高浮、胎位异常、有明显羊膜腔感染、胎儿窘迫等，应在抗感染同时行剖宫产术终止妊娠，并做好新生儿复苏准备。

（五）护理评估

1. 病史

护士在收集一般病史时，尤其要仔细询问产妇阴道流液发生的时间，此外还要了解与阴道流液相关的病史，如宫颈手术史、阴道及宫颈慢性炎症史；破膜前有无过度劳累、外伤史，有无性交史；既往孕产史；本次妊娠中，有无异常病史，如胎位异常、双胎或多胎、羊水过多等；有无维生素缺乏的症状和体征等。

2. 身心状况

在评估阴道流液的颜色、性状、量的同时，还应评估胎儿先露的衔接情况，观察产妇宫缩和胎心情况。正确推算孕周，并以综合的所有数据和信息为依据，给产妇提供正确全面的宣教。

一般产妇出现异常阴道流液后，都会出现紧张、焦虑、不知所措的状况，此时护理人员的正确评估和宣教十分重要。

3．诊断检查

（1）正确判断胎膜早破：以 pH 试纸测定阴道流出液的酸碱度，是临床简单易行的判断阴道流出液是羊水还是其他液体的方法，进而判断孕妇胎膜是否已破。

（2）产科检查：评估宫缩、胎心情况，给予胎儿心电监护。评估宫颈口扩张及胎儿先露部衔接情况，监测羊水流出的量、色和性状。

（3）生命体征监测：检查产妇的体温、脉搏、呼吸和血压的变化。若产妇有体温升高、心率增快的现象，要首先考虑已并发感染的可能，应尽快终止妊娠。

（4）实验室检查：检查产妇的血常规，关注白细胞计数和中性粒细胞分类情况，以判断有无发生继发感染。

（六）护理措施

1．观察

（1）记录破膜时间，及时监听胎心。

（2）观察羊水的色、质、量并记录。

（3）无宫缩时每小时听取胎心，若胎心出现异常时，及时报告医生，并用胎心电子监护仪连续监护。

（4）每天测量产妇体温2次，如体温 >37.5℃，每4小时测量1次，并报告医生，及时遵医嘱留取血常规标本送检。

2．对症护理

（1）保持会阴清洁，勤换消毒会阴垫，每日会阴护理2次。

（2）对破膜 >12 小时者应预防性使用抗生素。

（3）对胎先露未入盆或胎位异常者，应抬高孕妇臀部，绝对卧床休息，以防脐带脱垂。

（4）胎儿出生后，遵医嘱使用抗生素预防感染。如早产不可避免时，应做好新生儿的抢救准备工作。

3．健康宣教

（1）加强产前检查，发现异常胎位者，应及时纠正。不能纠正或有头盆不称者，在接近临产时，应卧床休息，减少活动，减少不必要的阴道检查。

（2）加强孕期卫生宣教，积极预防和治疗下生殖道感染。妊娠晚期避免性生活，避免重体力劳动和活动。

（3）孕妇若宫颈内口松弛，应卧床休息，并于妊娠 14 ~ 16 周行宫颈环扎术。

（4）加强孕期营养，避免维生素及微量元素的缺乏。

（5）一旦发生突然性阴道流液，应及时就诊。阴道流液量大时，应取臀高卧位，及时送医。

（6）做好产妇和家属的宣教工作，与产妇交流胎膜早破的相关护理知识，向产妇解释配合治疗的重要性。

六、胎盘早剥

【案例 6-6】

孕妇孙某，35 岁，孕 4 产 0，孕 34 周，无正规产检，因持续性下腹痛 2 小时急诊收住入院。

入院体查：T 37.2℃，P 118 次 / 分，R 24 次 / 分，BP 162/98mmHg，神志清。产科检查：宫口未开，胎先露 –3，阴道少许血性分泌物，色红。宫缩不规则，触诊子宫张力高，腹部触诊腹肌紧张，无明显压痛，无反跳痛。胎位触摸不清，胎心率 168 次 / 分。急行 B 超检查提示：胎儿头位，胎心率 170 次 / 分，胎盘早剥Ⅱ度，位于子宫后壁，距宫颈口 >70mm，胎盘与子宫肌层间可见边界不清的液性低回声区。

请问：护士还应从哪些方面对产妇进行评估？该产妇目前存在的主要护理问题是什么？对该产妇应给予哪些处理和护理措施？

【分析提示】

护士应全面收集产妇相关病史，包括一般病史和与胎盘早剥发病相关的病史，如高血压、子宫肌瘤及其他代谢性疾病等，以及外伤史、吸烟史等。针对产妇目前状况，首先考虑胎盘早剥可能，应立即行剖宫产术。在做好预防胎盘早剥并发症的同时，做好早产儿抢救的准备工作。在抢救产妇和胎儿的同时，做好产妇的心理护理。

（一）概述

妊娠 20 周以后或分娩期，正常位置的胎盘在胎儿娩出前，部分或全部从子宫壁剥离，称为胎盘早剥（placental abruption）。胎盘早剥是妊娠晚期的严重并发症，具有起病急、发展快的特点。若处理不及时可危及母儿生命。胎盘早剥的发病率，国外报道为 1% ~ 2%，国内报道为 0.46% ~ 2.1%。

（二）病因

1. 血管病变

孕妇患严重妊娠期高血压疾病、慢性高血压、慢性肾脏疾病或全身血管病变时，胎盘早剥的发生率增高。

2. 机械性因素

外伤尤其是腹部直接受到撞击或挤压、摔伤。脐带过短（<30cm）或脐带因绕颈或绕体后相对过短、分娩过程中胎儿下降牵拉脐带造成胎盘剥离、羊膜穿刺时刺破前壁胎盘附着处、血管破裂出血等均可引起胎盘早剥。

3. 宫腔内压力骤减

双胎妊娠分娩时,第1个胎儿娩出过快;羊水过多时,人工破膜后羊水流出过快,均可使宫腔内压力骤减,子宫骤然收缩,发生胎盘早剥。

4. 子宫静脉压突然升高

妊娠晚期或临产后,孕妇长时间仰卧位,巨大妊娠子宫压迫下腔静脉,回心血量减少,血压下降。此时子宫静脉淤血,静脉压增高,蜕膜静脉瘀血或破裂,形成胎盘后血肿,导致部分或全部胎盘剥离。

5. 其他

一些高危因素如高龄孕妇、吸烟、可卡因滥用、代谢异常、有血栓形成倾向及子宫肌瘤(尤其是胎盘附着部位肌瘤)等均与胎盘早剥发生有关。有胎盘早剥史的孕妇再次发生胎盘早剥的危险性比无胎盘早剥史者高 10 倍。

（三）病理及分型

胎盘早剥的病理变化是底蜕膜出血,形成血肿,使胎盘从附着处剥离。按病理分型可分为以下 3 种:

1. 外出血

外出血是指胎盘从边缘剥离或者底蜕膜持续出血,当血液冲开胎盘边缘并沿胎盘与子宫壁之间经宫颈管向外流出,又称为显性剥离。

2. 内出血

内出血是指底蜕膜出血,同时,胎盘边缘仍附着于子宫壁或由于胎先露固定于骨盆入口,而使血液不能向外流出,又称为隐性剥离。

3. 混合性出血

在内出血的基础上,出血达到一定程度时,血液终会冲开胎盘边缘及胎膜而向外流出,称为混合性出血。

（四）临床表现与并发症

1. 分度

根据病情严重程度,将胎盘早剥分为 3 度。

（1）Ⅰ度:多见于分娩期,胎盘剥离面积小,患者常无腹痛或腹痛轻微,贫血体征不明显。腹部检查见子宫软,大小与妊娠周数相符,胎位清楚,胎心率正常。产后检查见胎盘母体面有凝血块及压迹即可诊断。

（2）Ⅱ度:胎盘剥离面为胎盘面积 1/3 左右。主要症状为孕妇突然发生持续性腹痛、腰酸或腰背痛,疼痛程度与胎盘后积血量成正比。无阴道出血或出血量不多,贫血程度与阴道出血量不相符。腹部检查见子宫大于妊娠周数,子宫底随胎盘后血肿增大而升高。胎盘附着处压痛明显(胎盘位于后壁则不明显),宫缩有间歇,胎位可被扪及，胎儿存活。

（3）Ⅲ度：胎盘剥离面超过胎盘面积的 1/3，临床表现较Ⅱ度严重。患者可出现恶心、呕吐、面色苍白、四肢湿冷、脉搏细数、血压下降等休克症状，且休克程度大多与阴道出血量不成正比。腹部检查见子宫硬如板，于宫缩间歇时不能松弛，胎位扪不清，胎心消失。若患者无凝血功能障碍属Ⅲ a，有凝血功能障碍属Ⅲ b。

2. 并发症

（1）弥散性血管内凝血（DIC）：胎盘早剥是妊娠期发生凝血功能障碍最常见的原因。

（2）产后出血：胎盘早剥发生子宫胎盘卒中时，影响子宫肌层收缩，导致产后出血。

（3）急性肾衰竭：主要原因是大出血使肾脏灌注严重受损所致。

（4）羊水栓塞：胎盘早剥时，羊水可经剥离面开放的子宫血管进入母血循环，导致羊水栓塞。

（五）辅助检查

1. B 超检查

典型声像图显示，胎盘与子宫壁之间出现边缘不清的液性低回声区，胎盘异常增厚或胎盘边缘"圆形"裂开。同时可见胎儿的宫内状况（有无胎动和胎心搏动），并可排除前置胎盘。需要注意的是，超声检查阴性结果不能完全排除胎盘早剥。

2. 实验室检查

实验室检查包括全血细胞计数及凝血功能检查。Ⅱ度及Ⅲ度患者应检测肾功能及二氧化碳结合力，并做 DIC 筛选试验，包括血小板计数、凝血酶原时间、血纤维蛋白原测定等。

（六）治疗要点

控制休克，迅速终止妊娠是胎盘早剥患者的处理原则。

1. 纠正休克

对处于休克状态的危重患者，抢救成功与否，取决于补液量和补液速度。应开放静脉通道，迅速补充血容量，改善血液循环，最好输新鲜血，使尿量保持每小时 >30mL。

2. 及时终止妊娠以外出血为主、胎盘早剥

Ⅰ度、一般情况良好、宫口已扩张、估计短时间内能结束分娩的患者，可考虑经阴道分娩。除此以外，均应考虑迅速剖宫产终止妊娠。在阴道分娩过程中，一旦发现患者病情加重或者出现胎儿窘迫征象，也应立即转为剖宫产。

3．并发症的处理

（1）凝血功能障碍：抗凝治疗、补充凝血因子、及时足量输入新鲜血和血小板，使用纤溶抑制剂。

（2）产后出血：胎儿娩出后立即给予子宫收缩药物，持续按摩子宫，有生命危险时行子宫切除术。

（3）肾衰竭：补充血容量，利尿，透析治疗。

（七）护理评估

1．健康史

评估有无胎盘早剥的高危病史，如高血压、肾脏疾病等病史，有无外伤史，产前检查是否有异常病史等。

2．身心状况

评估生命体征，观察有无休克的表现。评估产科情况，包括宫缩、胎心及阴道出血的情况，观察腹痛情况，有无局部压痛、肌紧张，判断胎盘早剥的类型。

3．心理—社会状况评估

产妇及家属对大出血的情绪反应，有无恐惧心理，支持系统是否完善。评估产妇对疾病的了解和认知度。

4．辅助检查

进行B超检查，以了解胎盘早剥类型及内出血的情况。检查产妇血常规、出血时间、凝血时间、凝血酶原时间及纤维蛋白原测定等。

（八）护理措施

1．病情观察

严密观察产妇的生命体征、面色及腹痛情况，注意有无休克的征象。

2．急救护理

对处于休克状态的危重患者，应立即取头低足高位，保暖，开放2条静脉通路，迅速补充血容量，改善血液循环，遵医嘱送检标本，配合辅助检查，做好术前准备。同时密切监测胎儿状况。

3．积极配合治疗，协助终止妊娠

（1）经阴道分娩的轻症患者，应先行人工破膜，缓慢流出羊水，缩小子宫容积，并用腹带包扎，压迫局部使胎盘不再继续剥离。产程中继续监测产妇生命体征、宫底高度、子宫局部压痛、阴道出血和胎心变化。

（2）估计在短时间内不能经阴道结束分娩者，或产程无进展、有胎儿宫内窘迫者，应迅速施行剖宫产术，并做好产妇及新生儿的抢救工作。

（3）发生子宫胎盘卒中并经治疗无效者，应做好子宫全切的手术准备工作。

4. 预防产后并发症

做好产后大出血的抢救准备，开通静脉通路，分娩后及时使用子宫收缩剂，配合按摩子宫，防止出血。防止凝血功能障碍的发生，分娩后注意有无全身出血倾向，有无出血不凝的现象。对出血较多的产妇，产后应关注尿量，防止发生肾功能损害。

5. 提供心理支持

告知患者胎盘早剥的相关知识，如病因、治疗和预后等，以及目前的情况对母儿的影响。鼓励患者说出自己内心的感受和担忧，并提供心理支持。在分娩期间多用鼓励性语言，给患者提供动力和信心。

6. 产褥期护理

饮食上注意增加营养，多吃富含蛋白质、维生素、矿物质及丰富膳食纤维的食物，多食水果和蔬菜。适当增加补血食物的摄入，如动物肝脏、黑木耳等。勤换卫生巾，每天会阴擦洗 2 次，保持会阴清洁，预防感染。根据产妇情况给予合理的母乳喂养和乳房护理的指导。

七、前置胎盘

【案例 6-7】

孕妇罗某，28 岁，孕 5 产 0，孕 33 周，因阴道出血来院就诊。入院体查：P 100 次 / 分，R 22 次 / 分，BP 130/80mmHg。神志清，阴道出血量约 200mL，无血块，色鲜红。产科检查：宫缩弱，不规则，胎心 150 次 / 分，未做阴道检查。近期 B 超检查提示：胎盘边缘到达子宫颈内口。

请问：护士应该从哪些方面对该孕妇进行评估？该孕妇目前存在的主要护理问题是什么？该提供哪些处理和护理措施？如何做好该孕妇的健康宣教？

【分析提示】

护士应全面收集孕妇的相关资料，包括既往病史、孕检情况、身心健康情况、近期的生活及活动情况等。针对目前出血的现状，应该严密观察生命体征，开通静脉通路，防止发生失血性休克。监测胎心和宫缩情况，立即协助安排 B 超检查，进一步明确出血原因，送检血标本。指导孕妇绝对卧床，并解释其必要性。

（一）概述

妊娠 28 周后，胎盘附着于子宫下段，甚至胎盘下缘达到或覆盖在宫颈内口处，位置低于胎儿的先露部，称为前置胎盘（placenta previa）。前置胎盘是妊娠晚期严重并发症，也是妊娠晚期阴道出血最常见的原因。发病率国外报道为 0.5%，国内报道为 0.24% ~ 1.57%。

（二）病因与发病机制

病因目前尚不清楚，高龄产妇（>35 岁）、经产妇、多胎产妇及吸烟或吸毒妇女为高危人群。其病因可能与以下因素有关：

（1）子宫内膜病变或损伤，如多次刮宫、瘢痕子宫、产褥感染等。

（2）胎盘异常双胎及多胎的胎盘面积过大、有副胎盘等。

（3）受精卵滋养层发育迟缓。受精卵到达子宫腔，而滋养层尚未发育到可以着床的阶段，受精卵着床于子宫下段发育成前置胎盘。

（三）临床表现与分类

妊娠晚期或临产时，发生无诱因、无痛性反复阴道出血是前置胎盘的主要症状，偶有发生于妊娠 20 周左右者。阴道出血时间的早晚、反复发作的次数、出血量的多少与前置胎盘的类型有关。按胎盘边缘与子宫颈内口的关系，前置胎盘可分为 3 种类型：

1. 完全性前置胎盘

完全性前置胎盘又称中央型前置胎盘，子宫颈内口全部为胎盘组织所覆盖。初次出血早，约在妊娠 28 周，反复出血次数频繁，量较多。

2. 部分性前置胎盘

部分性前置胎盘是指胎盘组织部分覆盖宫颈内口。出血情况介于完全性前置胎盘和边缘性前置胎盘之间。

3. 边缘性前置胎盘

边缘性前置胎盘是指胎盘附着于子宫下段，胎盘边缘到达宫颈内口，未覆盖宫颈内口。初次出血发生较晚，多于妊娠 37 ~ 40 周或临产后，量较少。患者可出现贫血，贫血程度与出血量成正比，出血严重者可发生休克，还可导致胎儿缺氧、宫内窘迫，甚至死亡。前置胎盘常合并胎位异常、胎先露下降受阻；分娩时易出现产后大出血；产后易发生产褥感染。

（四）治疗要点

前置胎盘的治疗原则是抑制宫缩、止血、纠正贫血和预防感染。根据阴道出血量、有无休克、妊娠周数、产次、胎位、胎儿是否存活、是否临产及前置胎盘类型等综合情况做出对因、对症治疗。

1. 期待疗法

适用于妊娠 <34 周、胎儿体重 <2000 g、胎儿存活、阴道出血量不多、一般情况良好的孕妇。

2. 终止妊娠

指征：①反复发生大量出血甚至休克者，无论胎儿成熟与否，为了母亲安全应终止妊娠；②胎龄达妊娠 36 周以上，胎儿成熟度检查提示胎儿肺成熟者；③胎龄未达妊娠 36 周，出现胎儿窘迫征象，或胎儿电子监护发现胎心异常者；④出血量多，危及胎儿生命；⑤胎儿已死亡或出现难以存活的畸形，如无脑儿。

3. 终止妊娠方法

行剖宫产是处理前置胎盘的主要方法。少数边缘性前置胎盘、枕先露、阴道出血量不多、无头盆不称和胎位异常，且在短时间内能结束分娩者，可予试产。

4. 紧急情况下的运转

患者阴道出血而无医疗条件处理，应先输血输液，在消毒条件下用无菌纱布进行阴道填塞、腹部加压包扎以暂时压迫止血后，迅速转送到上级医院治疗。

（五）护理评估

1. 病史

护士须收集一般病史、孕产史、过去史，判断产妇是否属于前置胎盘的高危人群。

2. 身心状况评估

阴道出血量，同时评估出血导致的症状和体征的严重程度，有无休克征象，有无皮下、黏膜、注射部位渗血不凝和阴道出血不止等全身性出血倾向。评估胎儿成熟度及宫内情况，有无宫缩，是否需要紧急剖宫产术前准备。正确评估产妇和家属的情绪变化，协助医生进行健康宣教和必要的告知，提供心理支持，使产妇保持稳定的情绪，积极配合治疗。

3. 诊断检查

（1）评估阴道出血量：用称重法观察阴道出血量。

（2）监测生命体征：必要时给予心电监护，以便及时发现休克的早期征象。

（3）辅助检查：检查产妇的血常规、出血时间、凝血时间，配血型。行 B 超检查以明确诊断。

（六）护理措施

（1）嘱产妇绝对卧床休息，以左侧卧位为佳，定时、间断吸氧。保持会阴清洁，每天会阴护理 3 次，禁止阴道检查和灌肠。

（2）严密观察产妇的生命体征和阴道出血量，注意有无早期休克和感染征象。观察子宫收缩情况，定时听诊胎心音，及时发现胎儿宫内窘迫。

（3）遵医嘱用药，包括宫缩抑制剂、促进胎肺成熟药物、抗生素等，及时送检标本，协助安排 B 超等辅助检查。

（4）做好剖宫产的术前准备工作，如备皮、备血等，并准备好母儿的抢救用品。

（5）若产妇有休克，应首先纠正休克，开通静脉通路，输血输液，吸氧，注意保暖等。

（6）做好产妇及家属的心理护理，介绍前置胎盘的有关知识，耐心解答产妇的问题，消除产妇紧张焦虑的情绪。鼓励家属给予产妇关心和支持。嘱产妇注意安全，防止因头晕、跌倒引发不必要的损伤。

（7）做好产后健康宣教。告知产妇产后子宫复旧及恶露的变化情况，如发现异常，及时就诊。指导产后膳食，鼓励进食营养丰富、易消化吸收的食物，产后短期内避免食用温热、活血的食物，如红糖、桂圆等。

八、羊水量过少

【案例 6-8】

孕妇徐某，26 岁，孕 2 产 0，孕 38 周 +4 天。既往史无特殊。当天产检时 B 超检查提示羊水指数 4.0cm，拟以"孕 2 产 0，孕 38 周 +4 天，LOA，羊水过少"收住入院。入院时查生命体征正常，宫高 31cm，腹围 88cm，胎心率 140 次/分，宫缩弱，不规则。胎心电子监护评 9 分。完善各项检查后，当天予人工破膜引产，羊水量少，色淡黄，Ⅰ度浑浊。在严密监护下予以阴道试产。3 小时后宫口开 1cm，胎先露 −3，宫缩弱，持续 20 秒，间隔 5～6 分钟，胎心监护出现 2～3 次变异减速，最低达 70 次/分，持续 15～20 秒，查羊水Ⅲ度污染，胎粪状，质稠量少。

请问：针对该孕妇，护士应在哪些方面加强监护？患者目前主要的护理问题是什么？对于目前的状况，该采取哪些护理措施？

【分析提示】

针对羊水过少的产妇，应该严密观察产程中胎心的变化，观察羊水性状及其变化。该产妇处于第一产程中，已出现胎儿宫内窘迫的征象。目前主要的护理问题是胎儿有窒息的风险。护士应协助产妇取左侧卧位，鼻导管吸氧，改善胎儿缺氧症状。持续给予胎心监护，同时遵医嘱做好急诊剖宫产术前准备工作和新生儿抢救的准备工作。

（一）概述

妊娠晚期羊水量 <300mL 者称为羊水过少，发生率为 0.4%～4%。羊水量 <50mL，围生儿死亡率高达 88%，应高度重视。

（二）病因

1. 胎儿畸形

许多先天畸形特别是泌尿系统畸形与羊水过少有关，如先天性肾缺如、肾发育不良、多囊肾和尿道狭窄或闭锁等。

2. 胎盘功能不全

胎盘功能降低可以导致胎儿血容量下降，胎儿肾脏血供下降，最后导致胎尿生成减少。

3. 羊膜病变

某些原因不明的羊水过少与羊膜本身病变可能有关。

4. 胎膜早破

羊水外漏的速度大于再产生速度，常出现继发性羊水过少。

5. 孕妇因素

孕妇脱水、血容量不足时，可引起羊水过少。此外，孕妇服用某些药物（如利尿剂、吲哚美辛等），也能引起羊水过少。

（三）临床表现与诊断

1. 临床表现

羊水过少的临床症状多不典型。孕妇于胎动时感腹痛，胎盘功能不良者常有胎动减少。检查见宫高、腹围较同期妊娠小，有胎儿生长受限者更明显，可出现子宫紧裹胎儿感。子宫敏感，轻微刺激可引发宫缩。临产后阵痛明显，且宫缩多不协调，发现前羊水囊不明显，胎膜紧贴胎儿先露部。人工破膜时，羊水极少。

2. B超检查

B超检查是羊水过少的主要辅助诊断方法，能了解羊水量和胎儿情况。

3. 直接测量

羊水破膜后，直接测量羊水，总羊水量 <300mL，可诊断为羊水过少。

4. 其他检查

羊水过少的主要威胁是脐带及胎盘受压，使胎儿储备力减低，胎心电子监护仪检查时，NST 可呈无反应型。一旦子宫收缩，脐带受压加重，可出现胎心变异减速和晚期减速。

（四）治疗要点

根据胎儿有无畸形和孕周大小选择治疗方案。

1. 胎儿畸形

一经确诊胎儿畸形，应与患者及家属进行知情同意谈话并签字确认，对决定终止妊娠者，应尽早终止妊娠。多选用经腹羊膜腔穿刺注入依沙吖啶引产。

2. 胎儿未见异常

（1）终止妊娠：妊娠已足月，应终止妊娠。胎儿贮备力尚好，无明显宫内缺氧，人工破膜后密切观察产程进展，连续监测胎心变化，观察羊水性状。一旦出现胎儿宫内窘迫征象或羊水胎粪污染严重，且短时间内不能经阴道结束分娩者，应行剖宫产术。

（2）期待疗法：对妊娠未足月、胎肺不成熟者，应行增加羊水量的期待疗法，延长孕周。可行经腹或经宫颈羊膜腔输液补充羊水。

（五）护理评估

1. 病史评估

患者有无特殊疾病史，有无服药史。查看辅助检查的报告，尤其是近期的 B 超检查报告结果。

2. 身体状况评估

产妇生命体征，产科检查评估宫高、腹围、胎心、胎儿贮备情况，胎膜已破的患者评估羊水的性状及量。

3. 心理—社会状况评估

患者及家属对羊水过少相关知识的了解程度，当胎儿发生宫内窘迫时，评估患者及家属的焦虑程度。

（六）护理措施

1. 一般护理

指导产妇取左侧卧位，给予吸氧，连续胎心监护，及时了解胎儿宫内状态。教会产妇自数胎动的方法及学会自我监测。每天测体温 2 次，定期测体重。

2. 做好术前准备

在胎儿出现宫内窘迫时，立即做好术前准备，请儿科医生到场，做好新生儿抢救工作。

3. 提供心理支持

介绍羊水过少的有关知识和目前可能采取的治疗措施，耐心解答孕妇的问题，使其放松，积极配合治疗。同时取得家属信任，鼓励家属给孕妇关心和支持。

第二节　妊娠合并症孕产妇的护理及实践

虽然妊娠是一个正常的生理过程，但异常情况随时都可以发生。尤其对于妊娠前已合并某些疾病的孕产妇，由于原有疾病所具有的潜在风险，影响妊娠的结局和母婴安全。为此，通过本节内容，学习者应能分析妊娠与心脏病、糖尿病、急性病毒性肝炎、贫血之间的相互影响，以及疾病对母儿的影响。识别妊娠合并心脏病、糖尿病、肝炎、贫血孕妇的临床表现，并掌握其预防和治疗原则。同时，学习者应掌握如何正确应用护理程序为妊娠合并症妇女提供有效的护理活动，从而确保母婴安全。

一、心脏病

妊娠合并心脏病（包括妊娠前已患有的心脏病、妊娠后发现或发生的心脏病）是妇女在围生期患有的一种严重的妊娠合并症。因妊娠、分娩及产褥期间心脏及血流动力学的改变，均可加重心脏疾病病人的心脏负担而诱发心力衰竭。妊娠合并心脏病在我国孕产妇死因顺位中高居第二位，为非直接产科死亡原因的首位。

随着心血管外科诊疗技术的发展，先天性心脏病病人的生存质量得以提高，约有 85% 的病人可以存活至成年。因此，妊娠合并心脏疾病的类型构成比也随之发生改变。其中，先天性心脏病占 35%～50%，位居第一位。妊娠期高血压疾病性心脏病、围生期心肌病、病毒性心肌炎、各种心律失常等，临床也较常见。随着社会经济的发展、广谱抗生素的应用及人们保健意识的增强，风湿性心脏病的发生率呈逐年下降的趋势，但在相对贫困落后的边远地区，妊娠合并风湿性心脏病仍较常见。

（一）妊娠、分娩对心脏病的影响

1. 妊娠期

妊娠期妇女循环血容量于妊娠第 6 周开始逐渐增加，32～34 周达高峰，至妊娠末期血容量可增加 50%，产后 2～6 周逐渐恢复正常。总循环血量的增加可引起心排出量增加和心率加快。妊娠末期，心排出量较孕前平均增加 30%～50%，心率平均每分钟增加约 10 次。妊娠末期子宫增大，膈肌升高使心脏向上、向左前发生移位，心尖搏动向左移位 2.5～3cm，导致心脏大血管轻度扭曲；又由于心率增快和心排血量增加，使心脏负荷进一步加重，易使患心脏病的孕妇发生心力衰竭而危及生命。

2. 分娩期

分娩期是孕妇血流动力学变化最显著的阶段，加之机体能量及氧的消耗增加，是心脏负担最重的时期。在第一产程中，每次子宫收缩会导致约 250～500mL 血液被挤入体循环，回心血流量增多使心排血量增加 24%。子宫收缩使右心房压力增高，平均动脉压增高 10%，加重心脏负担。第二产程中，除子宫收缩外，腹肌和骨骼肌的收缩使外周循环阻力增加，且分娩时产妇屏气使肺循环压力增加，腹腔压力增高，内脏血液向心脏回流增加，此时心脏前后负荷显著加重。第三产程，胎儿娩出后，腹腔内压力骤减，大量血液流向内脏，回心血量减少；继之胎盘娩出，胎盘循环停止，子宫收缩使子宫血窦内约 500mL 血液突然进入体循环，使回心血

量骤增，造成血流动力学急剧变化，妊娠合并心脏病的孕妇极易诱发心力衰竭和心律失常。

3. 产褥期

产后 3 日内，子宫收缩使大量血液进入体循环，且产妇体内组织间隙内潴留的液体也开始回流至体循环，体循环血量仍有一定程度的增加；而妊娠期出现的一系列心血管系统的变化尚不能立即恢复至非孕状态，加之产妇伤口和宫缩疼痛、分娩疲劳、新生儿哺乳等负担，仍须警惕心力衰竭的发生。

综上所述，妊娠 32 ~ 34 周、分娩期及产褥期的最初 3 日内，是患有心脏病孕妇最危险的时期，护理时应严密监护，确保母婴安全。

（二）心脏病对妊娠、分娩的影响

心脏病不影响病人受孕。心脏病变较轻，心功能 Ⅰ ~ Ⅱ 级，无心力衰竭病史，且无其他并发症者，在密切监护下可以妊娠，必要时给予治疗。但有下列情况者一般不宜妊娠：心脏病变较重，心功能 Ⅲ ~ Ⅳ 级，既往有心力衰竭病史、肺动脉高压、严重心律失常、右向左分流型先天性心脏病（法洛四联症等）、围生期心肌病遗留有心脏扩大、并发细菌性心内膜炎、风湿热活动期者，因病人在孕期极易诱发心力衰竭，故不宜妊娠。如已妊娠应在早期终止。

心脏病孕妇心功能状态良好者，母儿相对安全，且多以剖宫产终止妊娠。不宜妊娠的心脏病病人一旦受孕或妊娠后心功能状态不良者，则流产、早产、死胎、胎儿生长受限、胎儿宫内窘迫及新生儿窒息的发生率明显增加，围生儿死亡率增高，是正常妊娠的 2 ~ 3 倍。并且部分治疗心脏病的药物对胎儿也存在潜在毒性反应，如地高辛可通过胎盘屏障到达胎儿体内，对胎儿产生影响。部分先天性心脏病与遗传因素有关，据报道，双亲中任何一方患有先天性心脏病，其后代先心病及其他畸形发生率为 4%，是普通人群发生率（0.8%）的 5 倍。马方综合征等染色体相关性遗传病，子代再发概率甚至高达 50%。同时，部分先天性心脏病如室间隔缺损、肥厚型心肌病等也具有较高的遗传性。

（三）心脏病心功能分级

美国纽约心脏病协会（NYHA）根据病人所能耐受的日常体力活动将心功能分为 4 级：

Ⅰ级：一般体力活动不受限。

Ⅱ级：一般体力活动稍受限制，活动后感觉心悸、轻度气短，休息时无自觉症状。

Ⅲ级：心脏病病人体力活动明显受限，休息时无不适，轻微日常活动即感不适、心悸，呼吸困难或既往有心力衰竭病史者。

Ⅳ级：不能进行任何体力活动，休息状态下即出现心悸、呼吸困难等心衰症状。

此种分级方案简便易行，但主要依据为主观症状，缺少客观检查指征。1994年美国心脏病协会（AHA）对 NYHA 的心功能分级方案进行修订后，采用并行两种分级方案。第一种为上述的四级方案，第二种为客观的评估，即根据客观检查：如心电图、负荷试验、X 线摄片、超声心动图等评估心脏病变程度，分为 A、B、C、D 4 级：

A 级：无心血管疾病客观依据。

B 级：客观检查提示有轻度心血管疾病的客观依据。

C 级：客观检查提示有中度心血管疾病的客观依据。

D 级：有严重心血管病表现的客观依据。

在检查中轻、中、重度的标准未做具体规定，由医师根据检查结果进行判定。

两种方案可单独应用，也可联合应用，如病人无主观症状，但客观检查主动脉瓣中度反流，心脏扩大，则判定为心功能Ⅰ C 级。

（四）处理原则

处理原则是积极防治心力衰竭和感染。

1. 非孕期

根据孕妇所患有的心脏病类型、病情程度及心功能状态，确定病人是否可以妊娠。对不宜妊娠者，应指导其采取正确的避孕措施。

2. 妊娠期

（1）终止妊娠。凡不宜妊娠者，应在妊娠 12 周前行人工流产术。妊娠超过12 周者应密切监护，积极预防心力衰竭至妊娠末期。对于顽固性心力衰竭者应与心内科医师联系，在严密监护下行剖宫产术终止妊娠。

（2）严密监护。由内科医师及产科医师密切合作。定期产前检查，正确评估母体和胎儿情况，积极预防和治疗各种引起心力衰竭的诱因，动态观察心脏功能，减轻心脏负荷，适时终止妊娠。

3. 分娩期

（1）心功能Ⅰ～Ⅱ级，胎儿不大，胎位正常，宫颈条件良好者，在严密监护下可经阴道分娩，第二产程时须给予阴道助产，防止心力衰竭和产后出血发生。有学者认为，大部分合并心脏病孕妇最安全的分娩方式，是在满意的麻醉下行阴道分娩，适当放宽产钳助产指征，以预防血流动力学的快速变化，降低出血和感染的发生概率。

（2）心功能Ⅲ～Ⅳ级，胎儿偏大，宫颈条件不佳，合并有其他并发症者，可选择剖宫产终止妊娠。因剖宫产可减少孕产妇长时间子宫收缩而引起的血流动力学改变，从而减轻心脏负担。不宜再次妊娠者，可同时行输卵管结扎术。

4．产褥期

产后 3 日内，尤其是产后 24 小时内，仍是心力衰竭发生的危险时期，产妇应充分休息且须严密监护。按医嘱应用广谱抗生素预防感染，产后 1 周左右无感染征象时停药。心功能Ⅲ级或以上者不宜哺乳。

（五）护理评估

1．健康史

护士在孕妇就诊时应详细、全面地了解产科病史和既往病史。包括：有无不良孕产史、心脏病史及与心脏病有关的疾病史、相关检查、心功能状态及诊疗经过、有无心衰病史等。了解孕妇对妊娠的适应状况及遵医行为：如药物的使用、日常活动、睡眠与休息、营养与排泄等，动态地观察心功能状态及妊娠经过。

2．身心状况

（1）判定心功能状态。根据 NYHA 分级方案和 AHA 的客观指标评估的方法，确定孕产妇的心功能。

（2）评估与心脏病有关的症状和体征，如呼吸、心率、有无活动受限、发绀、心脏增大征、肝大、水肿等。尤其注意评估有无早期心力衰竭的表现。对于存在诱发心力衰竭因素的孕产妇，更须及时识别心衰指征。

1）妊娠期：评估胎儿宫内健康状况，胎心胎动计数。孕妇宫高、腹围及体重的增长是否与停经月份相符。评估病人的睡眠、活动、休息、饮食、出入量等情况。

2）分娩期：评估宫缩及产程进展情况。

3）产褥期：评估母体康复及身心适应状况，尤其注意评估与产后出血和产褥感染相关的症状和体征，如生命体征、宫缩、恶露的量、色及性质、疼痛与休息、母乳喂养及出入量等，注意及时识别心衰先兆。

（3）心理—社会状况评估。随着妊娠的进展，心脏负担逐渐加重，由于缺乏相关知识，孕产妇及家属的心理负担较重，甚至产生恐惧心理而不能合作。如产后分娩顺利，母子平安，产妇则逐渐表现出情感性和动作性护理婴儿的技能；如分娩不顺利则心情抑郁，少言寡语。因此，应重点评估孕产妇及家属的相关知识掌握情况、母亲角色的获得及心理状况。

3．相关检查

（1）心电图检查。提示各种严重的心律失常，如心房颤动，三度房室传导阻滞，ST 段改变，T 波异常等。

（2）X 线检查。显示有心脏扩大，尤其个别心腔扩大。

（3）超声心动图（UCG）。精确地反映各心腔大小的变化，心瓣膜结构及功能情况。

（4）胎儿电子监护仪、无应激试验、胎动评估。预测宫内胎儿储备能力，评估胎儿健康状况。

（六）护理措施

1. 非孕期

根据心脏病的类型，病变程度，心功能状态及是否有手术矫治史等具体情况，决定是否适宜妊娠。对不应妊娠者，指导病人采取有效措施严格避孕。

2. 妊娠期

（1）加强孕期保健

定期产前检查或家庭访视，可早期发现诱发心力衰竭的各种潜在危险因素。妊娠 20 周前每 2 周行产前检查 1 次。妊娠 20 周后，尤其是 32 周后，需 1 周检查 1 次，由心血管内科医师和产科医师共同完成，并根据病情需要调节检查间期。重点评估心脏功能情况及胎儿宫内情况。若心功能在Ⅲ级或以上，有心力衰竭征象者，均应立即入院治疗。心功能Ⅰ～Ⅱ级者，应在妊娠 36～38 周提前入院待产。

识别早期心力衰竭的征象：①轻微活动后即有胸闷、心悸、气短。②休息时心率每分钟超过 110 次，呼吸每分钟大于 20 次。③夜间常因胸闷而须坐起呼吸，或须到窗口呼吸新鲜空气。④肺底部出现少量持续性湿啰音，咳嗽后不消失。病人出现上述征象时应考虑为早期心衰，须及时处理。

（2）预防心力衰竭

充分休息，避免过劳：保证孕妇每天至少 10 小时的睡眠且中午宜休息 2 小时，有医师建议患心脏病的孕妇妊娠 30 周后完全卧床休息，以保证胎儿健康。休息时应采取左侧卧位或半卧位。提供良好的支持系统，避免因过劳及精神压力诱发心力衰竭。

营养科学合理：指导心脏病孕妇摄入高热量、高维生素、低盐低脂饮食且富含多种微量元素如铁、锌、钙等，宜少量多餐，多食蔬菜和水果，防止便秘加重心脏负担。整个孕期孕妇体重增加不超过 10kg。妊娠 16 周后，每日食盐量不超过 5g。

预防治疗诱发心力衰竭的各种因素：如贫血、心律失常、妊娠期高血压疾病、各种感染，尤其是上呼吸道感染，如有感染征象，应及时给予有效的抗感染治疗。卧床休息期间注意翻身拍背，协助排痰，保持外阴清洁，加强保暖。必要时持续监测心率、心律、呼吸、血压、血氧饱和度等。使用输液泵严格控制输液滴速。风心病致心衰者，协助病人经常变换体位，活动双下肢，以防血栓的形成。临产后及时加用抗生素以防感染。

健康宣教与心理支持：促进家庭成员适应妊娠造成的压力，协助并提高孕妇自我照顾能力，完善家庭支持系统。指导孕妇及家属掌握妊娠合并心脏病的相关知识，包括如何自我照顾，限制活动程度，诱发心力衰竭的因素及预防，识别早期心衰的常见症状和体征，尤其是遵医嘱服药的重要性，掌握抢救和应对措施。及时为家人提供信息，使其了解孕妇目前的身心状况，妊娠的进展情况，监测胎儿的方法及产时、产后的治疗护理方法，以减轻孕妇及家人的焦虑心理，以期安全度过妊娠期。

（3）急性心力衰竭的紧急处理

①体位：病人取坐位，双腿下垂，减少静脉血回流。

②吸氧：开始为 2 ~ 3L/min，也可高流量给氧 6 ~ 8L/min，必要时面罩加压给氧或正压呼吸。使用乙醇吸氧，即氧气流经 50% ~ 70% 乙醇湿化瓶中，使泡沫表面张力降低而破裂，以利于肺泡通气的改善。

③按医嘱用药：为防止产褥期组织内水分与强心药物同时回流入体循环，而引起毒性反应，通常选择作用和排泄较快的制剂，如地高辛 0.25mg 口服，每日 2 次，2 ~ 3 日后根据临床效果改为每日一次。孕妇对洋地黄类药物的耐受性差，需要注意用药时的毒性反应。肌内注射吗啡可以使病人镇静以减少躁动所带来的额外的心脏负担，且可同时舒张小血管以减轻心脏负荷。对妊娠晚期，有严重心力衰竭者，宜与内科医师联系，在控制心力衰竭的同时，紧急行剖宫产术取出胎儿，以减轻心脏负担，挽救孕妇的生命。

④其他：紧急状态下，也可应用四肢轮流三肢结扎法，以减少静脉回心血量，对减轻心脏负担有一定的作用。

3. 分娩期

（1）严密观察产程进展，防止心力衰竭的发生

①左侧卧位，避免仰卧，防止仰卧位低血压综合征发生。分娩时采取半卧位，臀部抬高，下肢放低。也可适当应用镇静剂，如哌替啶、吗啡等，消除紧张情绪。密切观察子宫收缩，胎头下降及胎儿宫内情况，随时评估孕妇的心功能状态，正确识别早期心力衰竭的症状及体征。第一产程，每 15 分钟测血压、脉搏、呼吸、心率各 1 次，每 30 分钟测胎心率 1 次。第二产程每 10 分钟测 1 次上述指标，或使用监护仪持续监护。遵医嘱给予吸氧，药物治疗并注意用药后观察。

②缩短第二产程，减少产妇体力消耗：宫缩时不宜用力，说明减轻疼痛的必要性及方法，如指导并鼓励产妇以呼吸及放松技巧减轻不适感，必要时给予硬膜外麻醉。宫口开全后须行产钳术或胎头吸引术缩短产程，以免消耗大量体力，同时应做好抢救新生儿的各种准备工作。

③预防产后出血和感染：胎儿娩出后，应腹部立即放置沙袋，持续 24 小时，以防腹压骤降诱发心力衰竭。为防止产后出血过多，可静脉或肌内注射缩宫素 10 ~

20U，禁用麦角新碱，以防静脉压升高。遵医嘱进行输血、输液时，使用输液泵控制滴速和补液量，以免增加心脏额外负担，并随时评估心脏功能。一切操作严格遵循无菌操作规程，并按医嘱给予抗生素预防感染。

（2）给予生理及情感支持，降低产妇及家属焦虑

医护人员有责任提供并维护安静、舒适无刺激性分娩环境，陪伴产妇给予情感及生理上的支持与鼓励，及时提供信息，协助产妇及家属了解产程进展情况，并取得配合，减轻其焦虑感，保持情绪平稳，维护家庭关系和谐。

4．产褥期

（1）监测并协助产妇恢复孕前的心功能状态

①产后72小时严密监测生命体征：正确识别早期心衰症状，产妇应半卧位或左侧卧位，保证充足的休息，必要时遵医嘱给予镇静剂；在心脏功能允许的情况下，鼓励其早期下床适度活动，以减少血栓的形成。同时，制订循序渐进式的自我照顾计划，逐渐恢复自理能力。

②一般护理及用药护理：心功能Ⅰ～Ⅱ级的产妇可以母乳喂养，但应避免过劳；保证充足的睡眠和休息。Ⅲ级或以上者，应及时回乳，指导家属人工喂养的方法。及时评估有无膀胱胀满，保持外阴部清洁；指导摄取清淡饮食，少量多餐，防止便秘，必要时遵医嘱给予缓泻剂。产后按医嘱预防性使用抗生素及协助恢复心功能药物，并严密观察其不良反应，无感染征象时停药。

（2）促进亲子关系建立，避免产后抑郁发生心脏病。产妇通常会非常担心新生儿是否有心脏缺陷，同时由于自身原因而不能亲自参与照顾，会产生愧疚、烦躁的心理。因此，护理人员应详细评估其身心状况及家庭功能，并与家人一起共同制订康复计划，采取渐进式、恢复其自理能力为目的护理措施。如心功能状态尚可，应鼓励产妇适度地参加照顾婴儿的活动中，以增加母子互动。如果新生儿有缺陷或死亡，应允许产妇表述其情感，并给予理解和安慰，减少产后抑郁症的发生。

（3）采取适宜的避孕方式不宜再妊娠者，在剖宫产的同时行输卵管结扎术或在产后1周做绝育术。未做绝育术者应建议采取适宜的避孕措施，严格避孕。

（4）做好出院指导包括详细制订出院计划，确保产妇和新生儿得到良好的照顾，根据病情及时复诊。

二、糖尿病

糖尿病是一组以慢性血糖水平增高为特征的代谢疾病群。

由于胰岛素分泌缺陷和（或）胰岛素作用缺陷而引起的碳水化合物、蛋白质、脂肪、水和电解质等的代谢异常，临床以慢性（长期）高血糖为主要特征。长期糖

尿病可引起眼睛、肾脏、神经、血管、心脏等组织的慢性进行性病变，导致其功能障碍及衰竭。

妊娠合并糖尿病包括两种类型：

（1）糖尿病合并妊娠

妊娠前已被确诊的糖尿病妇女合并妊娠或妊娠前糖耐量异常，妊娠后发展为糖尿病，分娩后仍为糖尿病的病人，该类型者不足20%。

（2）妊娠期糖尿病（GDM）

妊娠期首次发病或发现的糖尿病，包含了一部分妊娠前已患有糖尿病但孕期首次被诊断的病人。占妊娠合并糖尿病总数中的80%以上。一部分GDM病人分娩后糖代谢异常可恢复正常，但20%～50%的病人将来发展为2型糖尿病，且有越来越多的证据表明，其子代有发生肥胖与糖尿病的可能，故应定期随诊。

妊娠合并糖尿病属高危妊娠，可增加与之有关的围生期疾病的患病率和病死率。由于胰岛素等药物的应用,糖尿病得到了有效的控制,围生儿死亡率下降至3%，但糖尿病孕妇的临床经过复杂，母婴并发症仍较高，临床须予以重视。

（一）妊娠、分娩对糖尿病的影响

妊娠可使原有糖尿病病人的病情加重，使隐性糖尿病显性化，使既往无糖尿病的孕妇发生GDM。

1. 妊娠期

正常妊娠时，孕妇本身代谢增强，加之胎儿从母体摄取葡萄糖增加，使葡萄糖需要量较非孕时增加；妊娠早期，由于妊娠反应，进食减少，严重者甚至导致饥饿性酮症酸中毒，或低血糖昏迷，孕妇体内雌、孕激素可增加母体对葡萄糖的利用；同时，妊娠期肾血流量及肾小球滤过率增加，造成肾糖阈降低，致使尿糖不能够正确反映血糖水平。

2. 分娩期

分娩过程中，子宫收缩消耗大量糖原，产妇进食量减少，易发生低血糖。若未及时调整胰岛素使用剂量，则易导致产妇低血糖症状的发生。另外，临产后孕妇紧张及疼痛又可能引起血糖发生较大波动，使得胰岛素用量不易掌握，因此在产程中应严密观察血糖变化，根据孕妇血糖水平调整胰岛素用量。

3. 产褥期

胎盘娩出后，胎盘所产生的具有拮抗胰岛素作用的激素和细胞因子迅速消失，全身内分泌变化逐渐恢复到非孕水平,若不及时调整胰岛素用量,极易发生低血糖。

（二）糖尿病对妊娠、分娩的影响

糖尿病对母儿的危害及其程度取决于糖尿病病情及血糖控制水平。孕前及孕期血糖控制不满意者，母儿并发症将明显增加。

1. 对孕妇的影响

（1）自然流产，如血糖控制不良，病人在妊娠早期，自然流产发生率增加 15% ~ 30%。而高血糖可导致胚胎发育异常甚至胚胎死亡，因此，糖尿病妇女宜在血糖控制正常后妊娠。

（2）妊娠期并发症。糖尿病病人可导致广泛血管病变，易并发妊娠期高血压疾病，为正常妇女的 3 ~ 5 倍。有报道，糖尿病孕妇 12% ~ 40% 伴有蛋白尿及高血压。当并发肾脏疾病时，妊娠期高血压疾病的发生率高达 50% 以上。糖尿病导致的血管病变，致使病人的小血管内皮细胞增厚，管腔狭窄，组织供血不足，孕妇及围生儿预后较差。同时因巨大儿发生率明显增高，故手术产率、产伤及产后出血发生率明显增高。

（3）感染。以泌尿系统感染最为常见，产后子宫内膜炎和伤口感染也较常见，且感染后易引发酮症酸中毒。

（4）羊水过多。较非糖尿病孕妇多 10 倍，原因不明，可能与胎儿高血糖，高渗性利尿导致胎尿排出增多有关，而羊水过多又可增加胎膜早破和早产的发生率。

2. 对胎儿的影响

（1）巨大儿发生率高达 25% ~ 40%，因胰岛素不能通过胎盘转运，胎儿长期处于高血糖状态，后者又刺激胎儿胰岛产生大量胰岛素，活化氨基酸转移系统，促进蛋白、脂肪合成和抑制脂解作用，促进胎儿在宫内生长。

（2）胎儿畸形发生率为 6% ~ 8%，高于非糖尿病孕妇，可能与母体妊娠早期高血糖、酮症酸中毒、缺氧或与糖尿病药物毒性有关。有研究表明，在胚胎发育时期，孕妇高血糖可导致严重畸形发生。最危险的时期是妊娠 9 周内。目前，胎儿畸形是糖尿病孕妇围生儿死亡的主要原因。

（3）早产发生率为 10% ~ 25%，原因多为并发妊娠期高血压疾病、胎儿宫内窘迫、羊水过多及其他严重并发症，须提前终止妊娠。

（4）胎儿生长受限发生率为 21%，多见于严重的糖尿病并发肾脏、视网膜血管病变时。

3. 对新生儿的影响

（1）新生儿呼吸窘迫综合征。胎儿胰岛素分泌增加形成高胰岛素血症，使胎儿肺表面活性物质产生及分泌减少，导致胎儿肺成熟延迟，故 RDS 发生率增加。

（2）新生儿低血糖。新生儿出生后仍存在高胰岛素血症，如不及时补充糖易发生新生儿低血糖，严重时危及生命。

（3）低钙血症和低镁血症。正常新生儿血钙为 2 ~ 2.5mmol/L，出生后 72 小

时血钙 <1.75mmol/L 为低钙血症。出生后 24 ~ 72 小时血钙水平最低。糖尿病母亲的新生儿低钙血症的发生率为 10% ~ 15%。一部分新生儿还同时合并低镁血症（正常新生儿血镁为 0.6 ~ 0.8mmol/L，出生后 72 小时血镁小于 0.48mmol/L 为低镁血症）。

（4）其他。高胆红素血症、红细胞增多症等的发生率，均较正常妊娠的新生儿高。

（三）处理原则

严格控制血糖在正常值，减少母儿并发症。

（1）糖尿病。妇女于妊娠前应判断糖尿病的程度，以确定妊娠的可能性。

（2）允许妊娠者，需在内分泌科医师、产科医师及营养师的密切监护指导下，尽可能将孕妇血糖控制在正常或接近正常范围内，并选择正确的分娩方式，以防止并发症的发生。

（四）护理评估

1. 健康史

评估糖尿病病史及糖尿病家族史，有无复杂性外阴阴道假丝酵母菌病、不明原因反复流产、死胎、巨大儿或分娩足月新生儿呼吸窘迫综合征儿史、胎儿畸形、新生儿死亡等不良孕产史等；本次妊娠经过、病情控制及目前用药情况；有无胎儿偏大或羊水过多等潜在高危因素。同时，注意评估有无肾脏、心血管系统及视网膜病变等合并症情况。

2. 身心状况

（1）症状与体征评估。孕妇有无糖代谢紊乱综合征，即三多一少症状（多饮，多食，多尿，体重下降），重症者症状明显。孕妇有无皮肤瘙痒，尤其外阴瘙痒。因高血糖可导致眼房水与晶体渗透压改变而引起眼屈光改变，患病孕妇可出现视力模糊。评估糖尿病孕妇有无产科并发症，如低血糖、高血糖、妊娠期高血压疾病、酮症酸中毒、感染等。确定胎儿宫内发育情况，注意有无巨大儿或胎儿生长受限。分娩期重点评估孕妇有无低血糖及酮症酸中毒症状，如心悸、出汗、面色苍白、饥饿感或出现恶心、呕吐、视力模糊、呼吸快且有烂苹果味等。评估静脉输液的性质与速度。监测产程的进展、子宫收缩、胎心率、母体生命体征等有无异常。产褥期主要评估有无低血糖或高血糖症状，有无产后出血及感染征兆，评估新生儿状况。

（2）评估糖尿病的严重程度及预后按 White 分类法，即根据病人糖尿病的发病年龄，病程长短以及有无血管病变进行分类。

此外，根据母体血糖控制情况将 GDM 的 A 级进一步分为 A_1 与 A_2 两级：

A_1 级：经饮食控制后，空腹血糖（FBG）<5.8mmol/L，餐后 2 小时血糖 < 6.7mmol/L。A_1 级的 GDM 病人，母儿合并症较少，分娩后糖代谢异常大多能恢复正常。

A_2 级：经饮食控制后，空腹血糖（FBG）≥ 5.8mmol/L，餐后 2 小时血糖 ≥ 6.7mmol/L，在妊娠期，需加用胰岛素控制血糖。A_2 级的 GDM 病人，母儿合并症发生率较高，胎儿畸形发生率增加。

3. 心理—社会评估

由于糖尿病的特殊性，应评估孕妇及家人对疾病知识的掌握程度，认知态度，有无焦虑、恐惧心理，社会及家庭支持系统是否完善等。

4. 相关检查

（1）血糖测定

两次或两次以上空腹血糖（FBG）≥ 5.8mmol/L 者，可诊断 GDM。

（2）糖筛查

试验用于 GDM 筛查，建议孕妇于妊娠 24 ~ 28 周进行。

方法：葡萄糖 50g 溶于 200mL 水中，5 分钟内口服完，服后 1 小时测血糖 ≥ 7.8mmol/L（140mg/dl）为糖筛查异常。应检查空腹血糖，空腹血糖异常者可诊断为糖尿病。空腹血糖正常者再行 75g 口服葡萄糖耐量试验（oral glucose tolerance test，OGTT），明确 GDM 的诊断。

（3）口服葡萄糖耐量试验

目前我国多采用 75g 口服葡萄糖耐量试验（OGTT）。

指禁食 12 小时后，查空腹血糖，并将 75g 葡萄糖溶于 200 ~ 300mL 水中 5 分钟内喝完，之后分别于 1、2、3 小时抽取静脉血，检查血浆葡萄糖值，其 4 个时点正常上限值分别为 5.6mmol/L、10.3mmol/L、8.6mmol/L、6.7mmol/L。若其中有 2 项或 2 项以上达到或超过正常值者，可诊断为 GDM；如仅一项超过正常值标准，则诊断为糖耐量异常。

2011 年美国糖尿病学会（ADA）采纳了国际糖尿病与妊娠研究组（International Association of Diabetes and Pregnancy Study Group，IADPSG）关于 GDM 筛查和诊断的修订建议，ADA 指南更新了 GDM 的标准：如果妊娠期 FPG ≥ 7.0mmol/L，或 $HbAl_c$ ≥ 6.5%，或随机血糖 ≥ 11.1mmol/L 且有症状，则考虑为孕前糖尿病合并妊娠。对除外孕前糖尿病的孕妇建议于 24 ~ 28 周进行 75g OGTY 筛查，OGTT 界值为空腹 5.1mmol/L，1 小时 10.0mmol/L，2 小时 8.5mmol/L，其中一项及以上异常者即诊断为 GDM。

（4）肝肾功能检查

24 小时尿蛋白定量，尿酮体及眼底等相关检查。

（五）护理措施

1. 非孕期

为确保母婴健康，减少畸形儿及并发症的发生，显性糖尿病妇女在妊娠前应寻求产前咨询和详细的评估，由内分泌科医师和产科医师共同研究，确定糖尿病的病情程度。按 White 分类法，病情达 D、F、R 级，易造成胎儿畸形、智力障碍、死胎，并可加重孕妇原有病情等严重不良后果，不宜妊娠；对于器质性病变较轻者，指导控制血糖水平在正常范围内再妊娠。

2. 妊娠期

由于妊娠期糖代谢复杂多变，为预防并减少孕妇及围产儿的并发症，妊娠合并糖尿病孕妇的产前监护及治疗应由产科医师、内分泌医师、营养师等多学科成员的密切配合完成，从而确保母婴的健康与安全。

（1）健康教育指导孕妇正确控制血糖，提高自我监护和自我护理能力，与家人共同制订健康教育计划，指导孕妇掌握注射胰岛素的正确方法，药物作用的药峰时间，配合饮食及合适的运动和休息，并能自行进行血糖或尿糖测试。讲解妊娠合并糖尿病危害，预防各种感染的方法，指导孕妇听一些优美抒情的音乐或在专业人员指导下，进行孕期瑜伽的练习，保持身心愉悦的状态。教会孕妇掌握发生高血糖及低血糖的症状及紧急处理步骤，鼓励其外出携带糖尿病识别卡及糖果，避免发生不良后果。

（2）孕期母儿监护孕早期应每周产前检查 1 次至第 10 周。妊娠中期每 2 周检查 1 次，一般妊娠 20 周时须及时增加胰岛素的用量，32 周后每周检查 1 次。

1）孕妇监护：因妊娠合并糖尿病病人的血糖水平与孕妇及围生儿并发症密切相关，除常规的产前检查内容外，应对孕妇进行严密监护，降低并发症的发生。

①血糖监测：中国血糖监测临床应用指南（2011 年版）指出：病人利用血糖仪进行自我血糖监测（SMBG）能反映实时血糖水平，评估餐前和餐后高血糖以及生活事件（锻炼、用餐、运动及情绪应激等）和降糖药物对血糖的影响，及时发现低血糖，为病人制订个体化生活方式干预和优化药物干预方案提供依据，提高治疗的有效性和安全性。②肾功能监测及眼底检查：每次产前检查应做尿常规，因 15%孕妇餐后出现糖尿，尿糖易出现假阳性，所以尿常规检查多用于监测尿酮体和尿蛋白。每月 1 次肾功能测定及眼底检查，预防并发症的发生。

2）胎儿监测：了解胎儿健康状况：①超声波和血清学筛查胎儿畸形。②胎动计数，为预防胎死宫内，妊娠 28 周以后，指导孕妇掌握自我监护胎动的方法，若 12 小时胎动数 <10 次，或胎动次数减少超过原胎动计数 50%而不能恢复者，则表示胎儿宫内缺氧。③无激惹试验，自妊娠 32 周开始，每周 1 次 NST 检查，36 周后每周 2 次，了解胎儿宫内储备能力。④胎盘功能测定，连续动态地测定孕妇尿雌三醇及血中 HPL 值可及时判定胎盘功能。

（3）控制饮食。有资料报道，75% ~ 80% GDM 病人仅需要通过控制饮食量与种类，即可维持血糖在正常范围。根据体重计算每日需要的热量，体重≤标准体重 10% 者，每日需 36 ~ 40kcal/kg，标准体重者每日需 12 ~ 18kcal/kg。早餐摄入 10% 热量，午餐和晚餐各 30%，餐间点心（3 次）为 30%。热量分配：以碳水化合物占 40% ~ 50%，蛋白质 20%，脂肪 30% ~ 40%。必要时请营养师给予协助制定营养配餐。碳水化合物应多选择血糖指数较低的粗粮，如荞麦、玉米面、薯类和杂豆类；优质蛋白的摄入应占每日总蛋白 50% 以上，主要选择鱼、肉、蛋、牛奶、豆浆和豆腐等黄豆制品等；烹调油选用植物油；适当少量选食核桃、杏仁等硬果类食物加餐，食用含水分较多的茎叶类蔬菜、瓜果（需要进食但必须限量的水果有苹果、梨、橘子等），并相应减少主食量；提倡低盐饮食。同时每日补充钙剂 1 ~ 1.2g，叶酸 5mg，铁剂 15mg 及维生素等微量元素。

（4）适度运动。孕妇适度的运动可提高胰岛素的敏感性，改善血糖及脂代谢紊乱，避免体重增长过快，利于糖尿病病情的控制和正常分娩。运动方式以有氧运动最好，如散步、上臂运动、太极拳等。尽量避免恶劣天气，不在酷热或寒冷天气做室外运动，以不引起心悸、宫缩、胎心率的变化为宜。每日运动时间和量基本不变，以餐后 1 小时为宜，持续 20 ~ 40 分钟，以免发生低血糖。通过饮食和适度运动，使孕期体重增加控制在 10 ~ 12kg 内较为理想。先兆流产者或者合并其他严重并发症者不宜采取运动疗法。

（5）合理用药。因磺脲类及双胍类降糖药均能通过胎盘，对胎儿产生毒性反应，因此孕妇不宜采用口服降糖药物治疗。对通过饮食治疗不能控制的妊娠期糖尿病孕妇，为避免低血糖或酮症酸中毒的发生，胰岛素是其主要的治疗药物。显性糖尿病孕妇应在孕前即改为胰岛素治疗。

（6）提供心理支持，维护孕妇自尊。糖尿病孕妇由于了解糖尿病对母儿的危害后，可能会因无法完成"确保自己及胎儿安全顺利地度过妊娠期和分娩期"这一母性心理发展任务而产生焦虑、恐惧及低自尊的反应，严重者造成身体意象紊乱。如妊娠分娩不顺利，胎婴儿产生不良后果，则孕妇心理压力更大，护理人员应提供各种交流的机会，对孕产妇及家属介绍妊娠合并糖尿病的相关知识，血糖控制稳定的重要性和降糖治疗的必要性，鼓励其讨论面临的问题及心理感受。以积极的心态面对压力，并协助澄清错误的观念和行为，促进身心健康。

3. 分娩期

（1）终止妊娠的时间

原则是在控制血糖，确保母儿安全的情况下，尽量推迟终止妊娠的时间，可等待至近预产期（38 ~ 39 周）。若血糖控制不良，伴有严重的合并症或并发症，如重度子痫前期、心血管病变、酮症酸中毒、胎儿宫内生长受限、胎儿窘迫等情况下，则在促进胎儿肺成熟后立即终止妊娠。

（2）分娩方式

妊娠合并糖尿病本身不是剖宫产指征，如有胎位异常、巨大儿、病情严重须终止妊娠时，常选择剖宫产。若胎儿发育正常，宫颈条件较好，则适宜经阴道分娩。

（3）分娩时的护理

分娩时，应严密监测血糖、尿糖和尿酮体，为使血糖不低于 5.6mmol/L（100mg/dl），可按每 4g 糖加 IU 胰岛素比例给予静脉输液，提供热量，预防低血糖。准备阴道分娩者，鼓励产妇左侧卧位，改善胎盘血液供应。密切监护胎儿状况，产程时间不超过 12 小时，如产程大于 16 小时易发生酮症酸中毒。糖尿病孕妇在分娩过程中，仍须维持身心舒适，给予支持以减缓分娩压力。

（4）新生儿护理。

①无论体重大小均按高危儿处理，注意保暖和吸氧等。

②新生儿出生时取脐血检测血糖，并在 30 分钟后定时滴服 25% 葡萄糖液防止低血糖，同时注意预防低血钙，高胆红素血症及 NRDS 发生。多数新生儿在出生后 6 小时内血糖值可恢复正常。

③糖尿病产妇，即使接受胰岛素治疗，哺乳也不会对新生儿产生不良影响。

4. 产褥期

（1）产后由于胎盘的娩出，抗胰岛素激素迅速下降，须重新评估胰岛素的需要量，根据产妇血糖情况调整胰岛素用量。一般情况下，分娩后 24 小时内胰岛素减至原用量的 1/2，48 小时减少到原用量的 1/3，产后 1～2 周胰岛素用量逐渐恢复至孕前水平。

（2）预防产褥感染，糖尿病病人抵抗力下降，易合并感染，应及早识别病人的感染征象，并及时处理。鼓励轻症糖尿病产妇实施母乳喂养，做到尽早吸吮和按需哺乳。重症者不宜哺乳，应及时给予退乳并指导人工喂养。

（3）建立亲子关系，提供避孕指导。及时提供有关新生儿的各种信息，积极为母亲创造各种亲子互动机会，促进家庭和谐关系的建立与发展。糖尿病病人产后应长期避孕，建议使用安全套或手术结扎，不宜使用避孕药及宫内避孕器具。

（4）指导产妇定期接受产科和内科复查，尤其 GDM 病人应重新确诊，如产后正常也须每 3 年复查血糖 1 次，以减少或推迟患有 GDM 者发展成为 2 型糖尿病。

三、急性病毒性肝炎

病毒性肝炎是由多种病毒引起的以肝脏病变为主的传染性疾病。致病病毒包括：甲型（HAV）、乙型（HBV）、丙型（HCV）、丁型（HDV）、戊型（HEV）、庚型（HGV）和输血传播病毒（ITIV）共7种，其中乙型肝炎病毒最常见。文献报道妊娠合并病毒性肝炎的发病率为0.8%～17.8%，是妊娠期妇女肝病和黄疸最常见的原因。由于妊娠妇女特殊的生理变化，妊娠合并病毒性肝炎有重症化倾向，对母儿健康危害较大，仍是我国孕产妇死亡的主要原因之一。

（一）妊娠、分娩对病毒性肝炎的影响

妊娠期某些生理变化可使肝脏负担加重或使原有肝脏疾病的病情复杂化，从而发展为重症肝。

（1）由于孕早期妊娠反应，母体摄入减少，体内蛋白质等营养物质相对不足，而妊娠期机体新陈代谢率高，营养物质消耗增多，肝内糖原储备降低，使肝脏抗病能力下降。

（2）孕妇体内产生大量内源性雌激素均须在肝内灭活，且妨碍肝脏对脂肪的转运和胆汁的排泄，而胎儿代谢产物也须经母体肝内解毒，从而加重肝脏负担。

（3）妊娠期某些并发症，分娩时体力消耗，酸性代谢物质产生增多，产后出血等可进一步加重肝脏损害。

（二）病毒性肝炎对妊娠、分娩的影响

1. 对孕妇的影响

（1）病毒性肝炎发生在早期可加重妊娠反应，晚期则使妊娠期高血压疾病发生率增高，可能与体内醛固酮的灭活能力下降有关。

（2）孕产妇死亡率高，分娩时因肝脏功能受损导致凝血因子合成功能减退，在肝功能衰竭基础上，如并发产后出血、感染、上消化道出血等，极易诱发肝性脑病和肝肾综合征。有文献报道，重症肝炎发生率为非孕妇女的66倍，直接威胁母婴安全。

2. 对胎儿及新生儿的影响

（1）围生儿患病率及死亡率高。妊娠早期患有病毒性肝炎，胎儿畸形发生率高于正常孕妇2倍。肝功能异常的孕产妇流产、早产、死胎、死产和新生儿死亡率明显增加，围生儿死亡率高达46‰。而欧美国家文献报道，乙型肝炎除可使早产的概率增加外，对围生儿无其他影响。近年来研究发现，病毒性肝炎与唐氏综合征（Down syndrome）的发生密切相关。

（2）慢性病毒携带状态妊娠期内，胎儿由于垂直传播而被肝炎病毒感染，以乙型肝炎病毒多见。围生期感染的婴儿，部分则转为慢性病毒携带状态，易发展为肝硬化或原发性肝癌。

3. 母婴传播

（1）甲型病毒性肝炎（viral hepatitis A）由甲型肝炎病毒（HAV）引起，经粪—口途径传播，不能通过胎盘感染胎儿，妊娠期妇女患病不必终止妊娠。但妊娠晚期患甲型肝炎，分娩时可经接触母血或经粪—口途径感染新生儿。

（2）乙型病毒性肝炎（viral hepatitis B）由乙型肝炎病毒（HBV）引起，可经消化道、输血或血液制品、注射用品等多途径感染，而母婴传播是其主要的传播途径。

①垂直传播：HBV 通过胎盘引起宫内传播。

②产时传播：是母婴传播的主要途径，占 40%～60%。胎儿通过产道接触母血、羊水、阴道分泌物或子宫收缩使胎盘绒毛破裂，母血进入胎儿血液循环引起，只要有 10^{-8} mL 母血进入胎儿体内即可使胎儿感染 HBV。

③产后传播。产后母乳喂养及接触母亲唾液传播。

（3）丙型病毒性肝炎（viral hepatitis C）：妊娠晚期患丙型肝炎时，约 2/3 发生母婴传播，1/3 受感染者将来发展为慢性肝病。

（4）丁型病毒性肝炎（viral hepatitis D）：因丁型肝炎病毒（HDV）是一种缺陷性 RNA 病毒，必须依赖 HBV 重叠感染引起肝炎，因此母婴传播较少见。在感染 HBV 基础上重叠 HDV 感染，易发展为重症肝炎。

（5）戊型病毒性肝炎（viral hepatitis E）：目前已有母婴间传播的报道，传播途径及临床表现与甲型病毒性肝炎相似，易急性发作，且多为重症，妊娠晚期感染母亲死亡率高达 15%～25%。

（6）庚型肝炎和己型肝炎：己型肝炎主要经输血传播，庚型（HGV）肝炎可发生母婴传播。但有学者认为，HGV 母婴传播虽较常见，但婴儿感染 HGV 后并不导致肝功能损害。慢性乙、丙型肝炎病人容易发生 HGV 感染。

（三）处理原则

肝炎病人原则上不宜妊娠。

（1）妊娠期轻型肝炎处理原则与非孕期肝炎病人相同，增加休息，加强营养，给予高维生素、高蛋白质、足量碳水化合物、低脂肪饮食。积极应用中西药物进行保肝治疗。避免应用可能损害肝脏的药物（如雌激素、麻醉药等）并预防感染，有黄疸者立即住院，按重症肝炎处理。

（2）妊娠期重症肝炎保护肝脏，积极预防及治疗肝性脑病，如高血糖素—胰岛素—葡萄糖联合应用，改善氨基酸及氨的异常代谢。限制蛋白质的摄入，每日应<0.5g/kg，增加碳水化合物，保持大便通畅。预防 DIC 及肾衰竭。妊娠末期重症肝炎者，经积极治疗 24 小时后，以剖宫产结束妊娠。

（3）分娩期及产褥期备新鲜血液，为缩短第二产程，宫颈口开全后行阴道助产，并注意防止母婴传播及产后出血。应用对肝脏损害较小的广谱抗生素预防产褥感染，避免因感染加重肝炎病情。

（四）护理评估

1. 健康史

评估有无与肝炎病人密切接触史或半年内曾输血、注射血制品史，有无肝炎病家族史及当地流行病史等。重症肝炎应评估其诱发因素，同时评估病人的治疗用药情况及家属对肝炎相关知识的知晓程度。

2. 身心状况

（1）症状与体征。甲型病毒性肝炎的潜伏期 2 ~ 7 周（平均 30 天），起病急，病程短，恢复快。乙型病毒性肝炎潜伏期 1.5 ~ 5 个月（平均 60 天），病程长，恢复慢，易发展成慢性。临床上孕妇常出现不明原因的食欲减退、恶心、呕吐、腹胀、厌油腻、乏力、肝区叩击痛等消化系统症状；重症肝炎多见于妊娠末期，起病急，病情重，表现为畏寒发热，皮肤巩膜黄染迅速，尿色深黄，食欲极度减退，频繁呕吐，腹胀，腹水，肝臭气味，肝脏进行性缩小，急性肾衰竭及不同程度的肝性脑病症状，如嗜睡、烦躁、神志不清，甚至昏迷。

（2）心理—社会评估。评估孕妇及家人对疾病的认知程度及家庭社会支持系统是否完善。由于担心感染胎儿，孕妇会产生焦虑、矛盾及自卑心理，应给予重点评估。

3. 相关检查

（1）肝功能检查

血清中丙氨酸氨基转移酶（ALT）增高，数值常大于正常 10 倍以上，持续时间较长，血清总胆红素 >171μmol/L（1mg/dl），尿胆红素阳性、凝血酶原时间延长等，对病毒性肝炎有诊断意义。

（2）血清病原学检测及其临床意义

①甲型病毒性肝炎：急性期病人血清中抗 HAV-IgM 阳性有诊断意义。

②乙型病毒性肝炎：人感染 HBV 后血液中可出现一系列有关的血清学标志物。

③丙型病毒性肝炎：血清中检测出 HCV 抗体即可确诊。

④丁型病毒性肝炎：急性感染时 HDV-IgM 出现阳性。慢性感染者 HDV-IgM 呈持续阳性。

⑤戊型病毒性肝炎：急性期血清内可检测出高滴度的 HEV-IgM，恢复期血清内测出低水平的 HEV-IgG。

（3）凝血功能及胎盘功能检查

凝血酶原时间，HPL 及孕妇血或尿雌三醇检测等。

（五）护理措施

1. 加强卫生宣教，普及防病知识

重视高危人群，婴幼儿疫苗接种，开展以切断传播途径为重点的综合性预防措施。重视围婚期保健，提倡生殖健康，夫妇一方患有肝炎者应使用避孕套以免交叉感染。已患肝炎的育龄妇女应做好避孕。患急性肝炎者应于痊愈后半年，最好2年后在医师指导下妊娠。

2. 妊娠期

（1）妊娠合并轻型肝炎者护理内容与非孕期肝炎病人相同，更须注意以下内容：

①保证休息，避免体力劳动：加强营养，增加优质蛋白、高维生素、富含碳水化合物、低脂肪食物的摄入。保持大便通畅。详细讲解疾病的相关知识，取得家属的理解和配合。减缓孕妇的自卑心理，提高自我照顾能力，评估孕妇在妊娠期母亲角色获得情况，并及时给予帮助。

②定期产前检查，防止交叉感染：医疗机构须开设隔离诊室，所有用物使用2000mg/L 含氯制剂浸泡，严格执行传染病防治法中的有关规定。定期进行肝功能、肝炎病毒血清病原学标志物的检查。积极治疗各种妊娠并发症，加强基础护理，预防各种感染以免加重肝损害。

（2）妊娠合并重症肝炎者

①保护肝脏，积极防治肝性脑病：遵医嘱给予各种保肝药物，如六合氨基酸，高血糖素—葡萄糖—胰岛素等。严格限制蛋白质的摄入量，每日应 <0.5g/kg，增加碳水化合物，每日热量维持 743 1.2kJ（1800kcal）以上。保持大便通畅，遵医嘱口服新霉素或甲硝唑抑制大肠杆菌，以减少游离氨及其他毒素的产生及吸收，并严禁肥皂水灌肠。严密观察病人有无性格改变，行为异常，扑翼样震颤等肝性脑病前驱症状。

②预防 DIC 及肝肾综合征：严密监测生命体征，准确严格限制入液量，记录出入量，每日入液量为前日尿量加 500mL 液体量。应用肝素治疗时，应注意观察有无出血倾向，且量宜小不宜大。为防产后出血，产前 4 小时及产后 12 小时内不宜使用肝素治疗。

3. 分娩期

（1）密切观察产程进展，促进产妇身心舒适。为产妇及家人提供安全、温馨、舒适的待产分娩环境，注意语言保护，避免各种不良刺激，提供无痛分娩措施。常切观察产程进展，防止并发症发生。

（2）监测凝血功能，为预防 DIC，于分娩前 1 周肌注维生素 K_1，每日 20 ~ 40mg，配备新鲜血液。密切观察产妇有无口鼻、皮肤黏膜出血倾向，监测出血凝血时间及凝血酶原等。

（3）正确处理产程，防止母婴传播及产后出血第二产程给予阴道助产，严格执行操作程序，避免软产道损伤及新生儿产伤等引起的母婴传播。胎儿娩出后，抽脐血做血清病原学检查及肝功能检查。正确应用缩宫素，预防产后出血。

（4）预防感染并严格执行消毒隔离制度，产时严格消毒并应用广谱抗生素。凡病毒性肝炎产妇使用过的医疗用品均需用 2000mg/L 的含氯消毒液浸泡后按相关规定处理。

4．产褥期

（1）预防产后出血。观察子宫收缩及阴道流血，加强基础护理，并继续遵医嘱给予对肝脏损害较小的抗生素预防感染。同时开始评价母亲角色的获得，协助建立良好的亲子关系，提高母亲的自尊心。

（2）指导母乳喂养。目前认为如乳汁中 HBV–DNA 阳性者不宜哺乳，母血 HBsAg、HBeAg 及抗 –HBr 三项阳性及后二项阳性的产妇均不宜哺乳。目前主张只要新生儿接受免疫注射，母亲仅 HBsAg 阳性者可以母乳喂养。对不宜哺乳者，应教会产妇和家人人工喂养的知识和技能。口服生麦芽冲剂或乳房外敷芒硝回乳，因雌激素对肝脏有损害，所以不宜用以回乳。

（3）新生儿免疫。新生儿出生后 24 小时内注射乙型肝炎疫苗 $30\mu g$，生后 1 个月，6 个月再分别注射 $10\mu g$。同时，在生后 48 小时内，肌内注射 0.5mL 乙肝免疫球蛋白，有效保护率达 94%。

我国慢性乙型肝炎防治指南 2010 年版公布，对 HBsAg 阳性母亲的新生儿，应在出生后 24 小时内尽早（最好在出生后 12 小时）注射乙型肝炎免疫球蛋白（HBIG），剂量应 ≥ 100U，同时在不同部位接种 $10\mu g$ 重组酵母或 $20\mu g$ 中国仓鼠卵母细胞（CHO）乙型肝炎疫苗，在 1 个月和 6 个月时分别接种第 2 和第 3 针乙型肝炎疫苗，可显著提高阻断母婴传播的效果。也可在出生后 12 小时内先注射 1 针 HBIG，1 个月后再注射第 2 针 HBIG，并同时在不同部位接种一针 $10\mu g$ 重组酵母或 $20\mu g$ CHO 乙型肝炎疫苗，间隔 1 个月和 6 个月分别接种第 2 和第 3 针乙型肝炎疫苗。新生儿在出生 12 小时内注射 HBIG 和乙型肝炎疫苗后，可接受 HBsAg 阳性母亲的哺乳。

（4）按医嘱继续为产妇提供保肝治疗指导，加强休息和营养，指导避孕措施，促进产后康复，必要时及时就诊。

四、缺铁性贫血

贫血（anemia）是由多种病因引起，通过不同的病理过程，使人体外周血红细胞容量减少，低于正常范围下限的一种常见的临床症状。常以血红蛋白（Hb）浓度作为诊断标准。由于妊娠期血液系统的生理变化，妊娠期贫血的诊断标准不同于非孕期妇女。世界卫生组织规定孕妇外周血血红蛋白 <110g/L 及血细胞比容 <0.33 为妊娠期贫血。我国一直沿用的诊断标准为血红蛋白 <100g/L，红细胞计数 <3.5×10^{12}/L 或血细胞比容 <0.30。WHO 最近资料表明，50% 以上孕妇合并贫血，而缺铁性贫血（iron deficiency anemia）则最为常见，占妊娠期贫血的 95%。

正常成年非孕期女性体内铁总量为 35 ~ 40mg/kg，每日需消耗 20 ~ 25mg 用于造血，为维持体内铁平衡，每日需从食物中摄取铁 1 ~ 15mg。妊娠期妇女由于血容量增加需铁 650 ~ 750mg，胎儿生长发育需铁 250 ~ 350mg，仅妊娠期需铁1000mg 左右。虽然，孕妇从每日饮食中可摄取铁 10 ~ 15mg，但机体吸收利用率仅为 10%，即 1 ~ 1.5mg。因此，每日需从食物中摄取至少 4mg。妊娠晚期，机体对铁的最大吸收率虽已达 40%，但仍不能满足母儿需求，如不及时给予补充铁剂，则易造成贫血。

（一）贫血与妊娠的相互影响

1. 对母体的影响

妊娠可使原有贫血病情加重，而贫血则使孕妇妊娠风险增加。由于贫血母体耐受力差，孕妇易产生疲倦感，而长期倦怠感会影响孕妇在妊娠期的心理适应，将妊娠视为一种负担而易影响亲子间的感情及产后心理康复。重度贫血可导致贫血性心脏病、妊娠期高血压疾病性心脏病、产后出血、失血性休克、产褥感染等并发症的发生，危及孕产妇生命。

2. 对胎儿影响

孕妇骨髓与胎儿在竞争摄取母体血清铁的过程中，一般以胎儿组织占优势，由于铁通过胎盘的转运为单向性运输，因此，一般情况下胎儿缺铁程度不会太严重。若孕妇缺铁严重时，会影响骨髓造血功能致重度贫血，则缺乏胎儿生长发育所需的营养物质和胎盘养分，可造成胎儿生长受限、胎儿宫内窘迫、早产、死胎或死产等不良后果。

（二）护理评估

1. 健康史

评估既往有无月经过多或消化道疾病引起的慢性失血性病史，有无因不良饮食习惯或胃肠道功能紊乱导致的营养不良病史。

2．身心状况

（1）症状。轻度贫血者多无明显症状，严重贫血者可表现为头晕、乏力、耳鸣、心悸、气短、面色苍白、倦怠、食欲不振、腹胀、腹泻等症状，甚至出现贫血性心脏病、妊娠期高血压疾病性心肌病、胎儿生长受限、胎儿窘迫、早产、死胎、死产等并发症的相应的症状。同时，由于贫血，孕产妇机体抵抗力低下容易导致各种感染性疾病的发生。

（2）体征。皮肤黏膜苍白、毛发干燥无光泽易脱落、指（趾）甲扁干、脆薄易裂或反甲（指甲呈勺状），并可伴发口腔炎、舌炎等，部分孕妇出现脾脏轻度肿大。

（3）心理—社会评估。重点评估孕妇因长期疲倦或知识缺乏而引起的倦怠心理。同时评估孕妇及家人对缺铁性贫血疾病的认知情况，以及家庭、社会支持系统是否完善等。

3．相关检查

（1）外周血象为小红细胞低血红蛋白性贫血，血红蛋白 <100g/L，血细胞比容 <0.30 或红细胞 <3.5×10^{12}/L，即可诊断为贫血，白细胞计数及血小板计数均在正常范围。

（2）血清铁。测定血清铁 <5.37μmol/L（正常 8.95 ~ 26.91μmol/L），总铁结合力 >64.44μmol/L（正常 54.1μmol/L ± 5.4μmol/L），血清铁下降可以出现在血红蛋白下降以前，是缺铁性贫血的早期表现。

（3）骨髓检查。诊断困难时可做骨髓检查，骨髓象为红细胞系统增生活跃，中、晚幼红细胞增多。

（三）护理措施

1．预防

妊娠前应积极治疗慢性失血性疾病，改变长期偏食等不良饮食习惯，调整饮食结构，适度增加营养，必要时补充铁剂，以增加铁的储备。

2．妊娠期

（1）饮食护理建议。孕妇摄取高铁、高蛋白质及高维生素 C 食物，以改善体内缺铁现状，如动物肝脏、瘦肉、蛋类、葡萄干及菠菜、甘蓝等深色蔬菜。但蔬菜、谷类、茶叶中的磷酸盐、鞣酸等影响铁的吸收，应注意饮食的搭配。纠正偏食、挑食等不良习惯。

（2）正确服用铁剂。铁剂的补充应首选口服制剂。建议妊娠 4 个月后，每日遵医嘱服用铁剂，可预防贫血的发生，如硫酸亚铁 0.3g，每日 3 次，同时服维生素 C0.3g 或 10% 稀盐酸 0.5 ~ 2mL（胃酸缺乏的孕妇可同时服用），促进铁的吸收。铁剂对胃黏膜有刺激作用，引起恶心、呕吐、胃部不适等症状。因此，应饭后或餐中服用。

服用铁剂后，由于铁与肠内硫化氢作用而形成黑色便，应予以解释。服用抗酸药时须与铁剂交错时间服用。对于妊娠末期重度缺铁性贫血或口服铁剂胃肠道反应较重者，可采用深部肌内注射法补充铁剂，利用率高达90%～100%，常见制剂有右旋糖酐铁及山梨醇铁。

（3）加强母儿监护。产前检查时常规给予血常规检测，妊娠晚期应重点复查。注意胎儿宫内生长发育状况的评估，并积极地预防各种感染。

（4）健康指导。注意劳逸结合，依据贫血的程度安排工作及活动量。轻度贫血病人可下床活动，并适当减轻工作量；重度贫血病人须卧床休息，避免因头晕、乏力引起意外伤害；加强口腔护理：轻度口腔炎病人可于餐前、餐后、睡前、晨起用漱口液漱口；重度口腔炎病人每日应做口腔护理，有溃疡的病人按医嘱可局部用药。

3. 分娩期

中、重度贫血产妇临产前遵医嘱给予维生素 K_1、卡巴克洛（安络血）、维生素 C 等药物，并应配血备用。血红蛋白在 3.7mmol/L（60g/L）以下，且接近预产期或短期内需要进行剖宫产手术者，采用输血治疗，输血时应遵循少量多次的原则，增加对失血的耐受性。同时，严密监控输血速度和输注总量，以防止发生急性左心衰竭。

严密观察产程，鼓励产妇进食；加强胎心监护，给予低流量吸氧；为减少孕妇体力消耗，第二产程酌情给予阴道助产。因贫血孕产妇对出血的耐受性差，少量出血易引起休克，应积极预防产后出血。胎儿前肩娩出时，遵医嘱肌注或静脉注射宫缩剂，或当胎儿娩出后经阴道或肛门置入卡前列甲酯栓 1mg，以加强宫缩，减少出血。严格无菌操作，产后按医嘱给予抗生素预防感染。同时，为产妇提供心理支持。

4. 产褥期

（1）密切观察子宫收缩及阴道流血情况，按医嘱补充铁剂，纠正贫血并继续应用抗生素预防和控制感染。

（2）指导母乳喂养，对于因重度贫血不宜哺乳者，详细讲解原因，并指导产妇及家人掌握人工喂养的方法。采取正确的回奶方法，如口服生麦芽冲剂或芒硝外敷乳房。

（3）提供家庭支持，增加休息和营养，避免疲劳。加强亲子互动，提供避孕指导，避免产后抑郁。

五、急性阑尾炎

（一）概述

妊娠期最常见的外科合并症是急性阑尾炎（acute appendicitis），发病率为 0.05‰ ~ 1‰，其中发生在妊娠中、晚期的病例占 80% 以上。受妊娠反应和增大子宫影响，妊娠期阑尾炎诊断较非妊娠期困难，误诊率较高，孕妇死亡率高达 4.3%，早期诊断和及时处理对预后有重要影响。

1. 妊娠期阑尾位置的变化

妊娠初期，阑尾的位置与非孕期相似，阑尾的根部在右髂前上棘至脐连线中外 1/3 处（麦氏点），随妊娠周数增加，子宫增大，盲肠与阑尾的位置会向上、向外、向后移位。妊娠 12 周末位于髂嵴下 2 横指，妊娠满 20 周达髂嵴水平，满 32 周上升至髂嵴上 2 横指，足月时可达胆囊区。随着盲肠向上移位的同时，阑尾呈逆时针方向旋转，子宫将其推向外、上、后方，位置相对较深，常被增大的子宫所覆盖。产后 10 ~ 12 日才恢复到非孕时位置。但有学者对妊娠期阑尾位置的变化表示不认同，认为无论孕周如何，80% 的孕妇仍是右下腹疼痛。

2. 妊娠期阑尾炎特点

妊娠并不诱发阑尾炎，但由于妊娠期阑尾位置的改变，阑尾炎的发生有以下两个特点：一是诊断比较困难，二是炎症容易扩散。

（1）诊断困难的因素：①早孕反应中的呕吐、恶心与阑尾炎的症状相似；②增大的子宫可导致阑尾移位，使腹痛不再局限于右下腹；③易与其他妊娠期腹痛性疾病相混淆，例如肾绞痛、胎盘早剥、子宫肌瘤变性、早产、肾盂肾炎等；④妊娠期的白细胞计数也有升高；⑤妊娠中、晚期阑尾炎的临床体征不典型。

（2）炎症易扩散的原因：①增大的子宫将腹壁与发炎阑尾分开从而使腹壁防卫能力减弱；②孕期盆腔的血液及淋巴循环旺盛，组织蛋白溶解能力与毛细血管通透性增强；③孕期类固醇激素分泌增多，抑制孕妇免疫机制，促进了炎症发展；④增大的子宫妨碍大网膜游走，致使大网膜不能抵达感染部位发挥防卫作用；⑤由于炎症波及子宫可以诱发宫缩，宫缩又促使炎症扩散，容易导致弥漫性腹膜炎；⑥临床症状及体征不典型，易延误诊疗时机。

（二）临床表现

妊娠不同时期，急性阑尾炎临床表现有明显差异。

1. 孕早期

急性阑尾炎症状与体征与非孕期基本相同。表现为：腹痛、恶心、呕吐，急性阑尾炎早期体温正常或轻度升高（< 38℃）；右下腹有压痛、反跳痛或肌紧张。70% ~ 80% 的病人有转移性右下腹痛。

2. 孕中、晚期

急性阑尾炎症状与体征与非孕期表现不同，增大的子宫致使阑尾的位置发生改变，临床表现常不典型，腹痛不典型或不明显。常无明显的转移性右下腹痛。当阑尾位于子宫背面时，疼痛有可能位于右侧腰部。增大子宫将壁腹膜向前撑起，因此腹部压痛、反跳痛和肌紧张常不明显。在妊娠期有生理性白细胞增加，当白细胞计数超过 $15 \times 10g/L$ 才有诊断意义，也存在白细胞升高不明显者。

（三）处理原则

手术治疗并抗感染。妊娠期合并急性阑尾炎时不主张保守治疗，当高度怀疑急性阑尾炎时，应积极抗感染治疗的同时立即行手术治疗，尤其是在妊娠中、晚期。

当一时难以明确诊断，并高度怀疑急性阑尾炎时，应剖腹探查，以免延误治疗时机，危及母婴安全。术后应继续抗感染治疗，需要继续妊娠者，应选择对胎儿影响小、敏感的广谱抗生素，建议使用头孢类或青霉素类药物。阑尾炎病人中 $75\% \sim 90\%$ 为厌氧菌感染，须选择针对于厌氧菌敏感的抗生素。有资料显示，甲硝唑在妊娠各期间对胎儿的影响较小，可以选用。若继续妊娠，术后 $3 \sim 4$ 日内应给予保胎药物。

（四）护理措施

1. 心理护理

由于女性对疼痛的耐受性差，在妊娠合并身体疾患这个特殊阶段，应以耐心、细心、和蔼的态度做好解释安抚工作，为病人提供安静舒适的就医环境，缓解因疾病带来的焦虑、紧张的情绪，针对胎儿健康状况的担忧，及时给予帮助。

2. 病情监测

严密观察胎心、胎动情况，并注意观察腹痛、宫缩及阴道流血情况。指导病人做好胎动的自我监测，出现异常及时通知医师，严密监测孕妇的生命体征，并做好记录。

3. 手术病人的护理

（1）体位：孕妇宜取左侧卧位或右侧臀部垫高 $30° \sim 45°$，以减少术中对子宫的刺激，防止仰卧位低血压综合征的发生。术后病人一般平卧 6 小时后改为半卧位，以利于引流，也可减小腹壁张力，减轻切口疼痛。

（2）休息与活动：若胎心率正常，没有产科异常征兆，鼓励病人早期下床活动，避免肠粘连等并发症的发生。有引流的病人，活动时注意保持引流管的通畅，并妥善固定，防止其脱落和引流液的逆流。若有异常先兆，及时通报医师。

（3）饮食护理：中晚期妊娠的病人，腹壁张力较大，肠蠕动恢复后须循序渐进地按照清淡流质、流质、半流质、普食的顺序给予各种营养素齐全的高营养饮食，手术后机体的分解代谢大于合成代谢，出现明显的负氮平衡。又由于妊娠的因素，营养素的需求比一般手术病人多，尽可能按病人的口味和饮食习惯烹调，确保营养素的摄入，以利于机体的恢复和胎儿的生长。

（4）用药护理：术后遵医嘱继续给予抗感染治疗。对继续妊娠者，术后 3 ~ 4 日内遵医嘱给予抑制宫缩药及镇静药保胎治疗。静脉用药时严格控制滴速，密切观察胎心及胎动，定时进行胎心监护。

4. 出院指导

做好出院指导，详细制订出院后康复计划，提供家庭支持，做好孕妇的围生期保健工作。

参考文献

［1］屈秀萍.舒适护理服务在妇产科临床护理中的应用效果［J］.国外医学（医学地理分册），2017（12）.

［2］曹娟，陈蓉艳.优质护理干预在妇产科临床护理中的应用［J］.当代医学，2017（03）.

［3］董红霞.医护合作决策分级护理级别在妇产科临床护理工作中的应用效果观察［J］.中国医药指南，2017（05）.

［4］凌银婵，莫洁玲，刘海燕，李颖娟，黄秋玲.《妇产科护理学》移动学习平台的构建与应用［J］.中国医学教育技术，2017（03）.

［5］顾玲玲.妇产科护理中存在的安全隐患及临床护理措施.实用临床护理学电子杂志［J］，2017（02）.

［6］方美芬.临床护理路径在妇产科的应用效果［J］.心血管病防治知识（学术版，2013（07）.

［7］吴菊珍，黄小桃，张海莲.妇产科临床护理中情志护理的应用效果［J］.临床合理用药杂志，2014（07）.

［8］戚慧岚.人性化护理在妇产科临床护理的应用［J］.中国当代医药，2012（08）.

［9］于梅.母婴同室新生儿护理难点及对策［J］.中华现代护理学杂志，2005(2).

［10］安力彬.实用妇产科护理［M］.北京：人民军医出版社，2009.

［11］卞度宏.妇产科症状鉴别诊断［M］.上海：上海科学技术出版社，2010.

［12］曹伟新，李乐之.外科护理学［M］.北京：人民卫生出版社，2011.

［13］丰有吉，沈铿.妇产科学［M］.北京：人民卫生出版社，2012.

［14］胡雁.实用肿瘤护理［M］.上海：上海科学技术出版社，2007.

［15］罗碧如.产科护理手册［M］.北京：科学出版社，2011.

［16］曹泽毅.中华妇产科学［M］.北京：人民卫生出版社，2010.

［17］黄群. 围产期护理［M］. 北京：人民卫生出版社，2012.

［18］金汉珍. 实用新生儿学［M］. 北京：人民卫生出版社，2002.

［19］卢碧瑛. 简明产科护理［M］. 北京：人民军医出版社，2006.

［20］陈文彬，潘祥林. 诊断学［M］. 北京：人民卫生出版社，2008.

［21］程蔚蔚. 产科精要［M］. 南京：江苏科学技术出版社，2009.

［22］张绍芬. 绝经内分泌与临床［M］. 北京：人民卫生出版社，2014.

［23］郑修霞. 妇产科护理学［M］. 北京：人民卫生出版社，2013.

［24］孟金来，王艳清. 临床妇产科学［M］. 天津：天津科学技术出版社，2008.

［25］王立新，姜梅. 实用产科护理及技术［M］. 北京：科学出版社，2008.

［26］崔焱. 儿科护理学［M］. 北京：人民卫生出版社，2006.

［27］丁焱. 妇产科护理学［M］. 北京：高等教育出版社，2011.

［28］周昌菊. 现代妇产科护理模式［M］. 北京：人民卫生出版社，2010.

［29］罗琼，赵万英，杨秀兰. 妇产科护理技术［M］. 武汉：华中科技大学出版社，2010.

［30］丰有吉，李荷莲. 妇产科学［M］. 北京：人民卫生出版社，2002.

［31］孙云桥. 妇产科学［M］. 北京：人民卫生出版社，2002.

［32］王平. 护士资格考试急救包［M］. 北京：人民军医出版社，2014.

［33］姜安丽. 护理教育学［M］. 北京：人民卫生出版社，2006.

［34］林秋华. 疑难妇产科学［M］. 武汉：湖北科学技术出版社，2002.

［35］吴本清. 新生儿危重症监护诊疗与护理［M］. 北京：人民卫生出版社，2009.

［36］李树玲. 乳腺肿瘤学［M］. 北京：科学技术文献出版社，2007.

［37］夏海鸥. 妇产科护理学［M］. 北京：人民卫生出版社，2014.

［38］谢幸，苟文丽. 妇产科学［M］. 北京：人民卫生出版社，2013.

［39］姜安丽. 新编护理学基础［M］. 北京：人民卫生出版社，2013.

［40］任新贞. 妇产科护理［M］. 北京：人民卫生出版社，2009.

［41］朱梦照. 妇产科护理［M］. 北京：科学出版社，2012.

［42］李晓松. 护理学导论［M］. 北京：人民卫生出版社，2014.

［43］夏海鸥，顾炜. 妇产科护理学［M］. 北京：人民卫生出版社，2006.

［44］王玉琼. 母婴护理［M］. 北京：人民卫生出版社，2005.

［45］何仲. 妇产科护理学［M］. 北京：北京大学医学出版社，2008.

［46］桑未心，钱晓路. 临床护理技术操作规程 (下)［M］. 北京：人民卫

生出版社，2011.

［47］崔焱. 护理学基础［M］. 北京：人民卫生出版社，2001.

［48］张新宇. 妇产科护理学［M］. 北京：人民卫生出版社，2009.

［49］李玉林. 病理学［M］. 北京：人民卫生出版社，2011.

［50］顾美姣. 临床妇产科学［M］. 北京：人民卫生出版社，2003.

［51］桑未心. 妇产科护理［M］. 北京：人民卫生出版社，2003.

［52］杨慧霞. 妊娠合并糖尿病实用手册［M］. 北京：人民卫生出版社，2012.

［53］John Kattwinkel，MD，FAAP. 新生儿复苏教程［M］. 叶鸿瑁，虞人杰，主译. 北京：人民卫生出版社，2012.

［54］姜文娥. 母婴护理［M］. 杭州：浙江科学技术出版社，2001.

［55］黄怀宇，王兴华. 临床护理［M］. 北京：科学出版社，2005.

［56］胡晓玲. 临床护理学——妇产科分册［M］. 南昌：江西科学技术出版社，2003.

［57］华嘉增. 妇女保健新编［M］. 上海：上海医科大学出版社，2001.

［58］张新宇. 母婴、妇科护理［M］. 北京：高等教育出版社，2004.

［59］金汉珍，黄德珉，官希吉. 实用新生儿学［M］. 北京：人民卫生出版社，2003.

［60］王慕逖. 儿科学［M］. 北京：人民卫生出版社，2002.

［61］乐杰. 妇产科学［M］. 北京：人民卫生出版社，2008.

［62］吴新民，陈倩. 分娩镇痛［M］. 北京：人民军医出版社，2006.

［63］田扬顺. 促进自然分娩新技术［M］. 北京：人民军医出版社，2008.

［64］何荣华. 妇产科护理技能实训教程［M］. 西安：第四军医大学出版社，2011.

［65］张银萍，徐红. 妇产科护理学［M］. 北京：人民卫生出版社，2006.

［66］薛辛东. 儿科学［M］. 北京：人民卫生出版社，2010.

［67］陶芳标. 妇幼保健学［M］. 安徽：安徽大学出版社，2003.

［68］张惜阴. 实用妇产科学［M］. 北京：人民卫生出版社，2004.

［69］刘振声，金大鹏，陈增辉. 医院感染管理学［M］. 北京：军事医学科学出版社，2002.

［70］陆再英，钟南山. 内科学［M］. 北京：人民卫生出版社，2008.

［71］王吉耀. 内科学［M］. 北京：人民卫生出版社，2005.